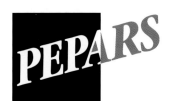

【ペパーズ】
編集企画にあた

　「人工真皮・培養表皮　どう使う，どう生かす」という編集企画をいただき，この分野の治療が急速に発展したことを再認識いたしました．私が医学部を卒業した1993年には，人工真皮も培養表皮もありませんでした．当然，NPWT も bFGF もありません．熱傷にはひたすらゲーベンクリームを塗りたくり，受傷後1週間経ってからどろどろの創面をデブリードマンし，パジェット型デルマトームで貴重な皮膚を採取し，メッシュにして移植する，これをひたすら繰り返していました．ある日曜に熱傷処置のために病院に行ったら，朝9時から15時くらいまでかかってしまい，持ち患者の熱傷面積を全部合せると 300% 超えていた，などということもありました．

　1996年に人工真皮が発売されると，bFGF 製剤が 2001年，自家培養表皮が 2009年，NPWT が 2010年と次々に創傷治癒のツールが保険収載され，通常診療に使用できるようになりました．私の研究テーマとして人工真皮を中心とした皮膚再生を選び，かれこれ 20年になります．人工真皮だけではなく，これらのツールを組み合わせ，研究，臨床を行ってきました．臨床でうまくいかないことは研究でもうまくいかず，研究でさんざん検討しても，臨床では違う壁が立ちはだかる，この繰り返しでしたが，1つの疑問が5年後，10年後に解決されることもあり，その場でわからないことも，論文として記録しておくことの大切さを何度も認識しました．

　さて，通常業務で忙しい中，ご執筆をいただいた先生方に深謝いたします．「皮膚マニア」の先生方にご依頼させていただきましたが，堅苦しい通常の論文ではなく，PEPARS 誌ならではの，idea and innovation に富んだ内容となっており，とても楽しい企画になったと考えています．この企画が皆様方の診療に役立つとともに，若い形成外科医の方々に皮膚再生，創傷治癒に興味を持っていただき，次の innovation を産み出していただくきっかけになればと思っています．

2020年6月

森本尚樹

KEY
WORDS
INDEX

WRITERS FILE

ライターズファイル（五十音順）

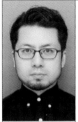

緒方　英之
（おがた　ひでゆき）
2008年　千葉大学卒業
2010年　千葉大学形成外科入局
　　　　千葉県こども病院
2011年　毛山病院形成外科
2012年　高知大学医学部附属病院形成外科
2014年　成田赤十字病院形成外科
2016年　千葉大学医学部附属病院形成・美容外科，医員
2020年　同，助教

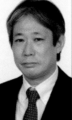

副島　一孝
（そえじま　かずたか）
1988年　筑波大学卒業
　　　　東京女子医科大学形成外科入局
1992年　同，助手
1998〜00年　米国テキサス大学留学
2004年　東京女子医科大学　講師
2011年　日本大学医学部形成外科，准教授
2020年　同，教授

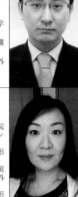

堀　圭二朗
（ほり　けいじろう）
2000年　弘前大学卒業
　　　　東京女子医科大学形成外科入局
2006年　同，助教
2008〜10年　カナダ国アルバータ大学留学
2016年　東京女子医科大学東医療センター形成外科，講師
2018年　同大学形成外科，講師

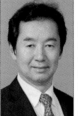

貴志　和生
（きし　かずお）
1988年　慶應義塾大学卒業
1988年　同大学医学部形成外科学教室，研修医
1989年　浦和市立病院（現さいたま市立病院）形成外科，医員
1994年　慶應義塾大学医学部形成外科学教室，助手
1996年　英国マンチェスター大学生物科学部留学
1998年　済生会中央病院形成外科，医員
1999年　慶應義塾大学医学部形成外科学教室，助手
2003年　同，講師
2007年　同，教授

髙谷　健人
（たかや　けんと）
2016年　慶應義塾大学卒業
　　　　独立行政法人国立病院機構東京医療センター，初期研修医
2018年　慶應義塾大学医学部形成外科学教室入局
　　　　SUBARU健康保険組合太田記念病院形成外科，医員
2019年　慶應義塾大学医学部形成外科学教室，助教

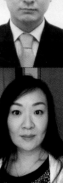

森　志朋
（もり　しほ）
1996年　岩手医科大学卒業
2000年　同大学大学院医学研究科博士課程修了
　　　　同大学皮膚科学講座，助手
2006年　八戸赤十字病院皮膚科，副部長
2008年　岩手医科大学皮膚科学講座，講師
2018年　大阪大学大学院医学系研究科再生誘導医学寄附講座，特任研究員

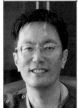

坂本　道治
（さかもと　みちはる）
1999年　大阪市立大学卒業
　　　　同大学形成外科入局
2001年　藤井会石切生喜病院形成外科，医員
2003年　国立大阪病院（現国立病院機構大阪医療センター）救命救急センター，レジデント
2006年　大阪市立大学大学院研究科救急生体管理医学，病院講師
2011年　国立病院機構大阪医療センター救命救急センター，医員
2012年　京都大学大学院医学研究科形成外科入局
2013年　同，特定助教
2016年　同，特定講師
2019年　同，講師

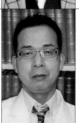

鳥山　和宏
（とりやま　かずひろ）
1989年　名古屋市立大学卒業
1998年　名古屋大学大学院医学研究科修了
　　　　中部労災病院，研修医
1991年　名古屋大学形成外科，医員
1998年　同大学形成外科，医員
1999年　同大学医学部附属病院，講師
2003年　あいち小児保健医療総合センター形成外科，医長
2006年　名古屋大学医学部附属病院，講師
2009年　同大学大学院医学研究科形成外科，准教授
2015年　名古屋市立大学病院形成外科，准教授・診療部長
2017年　同大学形成外科，教授

守永　圭吾
（もりなが　けいご）
1999年　兵庫医科大学卒業
　　　　久留米大学病院，研修医（形成外科）
2001年　同大学医学部形成外科学講座，助教
2013年　同大学医学部形成外科・顎顔面外科講座，公私
2015年　同大学退職
　　　　宮崎大学医学部外科学講座形成外科学分野，講師
2019年　久留米大学医学部形成外科・顎顔面外科学講座，准教授

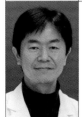

櫻井　敦
（さくらい　あつし）
1998年　香川医科大学卒業
　　　　神戸大学形成外科入局
1999年　大阪船員保険病院形成外科
2003年　神戸大学形成外科
2006年　新日鐵広畑病院形成外科，医長
2008年　同，部長
2009年　加古川医療センター形成外科，主任部長
2018年　同，部長

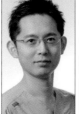

林　稔
（はやし　みのる）
2005年　群馬大学卒業
　　　　群馬大学医学部附属病院，研修医
2007年　昭和大学形成外科入局
　　　　東京逓信病院
　　　　昭和大学病院
2008年　聖マリア病院
2009年　新日鐵八幡記念病院
2010年　太田西ノ内病院
2011年　前橋赤十字病院
2012年　横浜労災病院
2013年　昭和大学病院
2014年　前橋赤十字病院
2018年　同，部長
2019年　聖マリア病院，診療部長

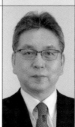

森本　尚樹
（もりもと　なおき）
1993年　京都大学卒業
　　　　神戸市立中央市民病院研修医
1994年　島根県立中央病院形成外科，医員
1998年　京都大学医学部附属病院形成外科，医員
2000年　神戸市立中央市民病院形成外科，副医長
2003年　京都大学医学研究科形成外科，医員
2004年　同，助教
2011年　同，講師
2012年　関西医科大学形成外科学講座，講師
2016年　同，准教授
2019年　京都大学大学院医学研究科形成外科学，教授

CONTENTS

人工真皮・培養表皮
どう使う，どう生かす

編集／京都大学教授　森本　尚樹

◆編集顧問／栗原邦弘　中島龍夫
　　　　　　百束比古　光嶋　勲
◆編集主幹／上田晃一　大慈弥裕之　小川　令

【ペパーズ】
PEPARS No.163/2020.7◆目次

「PEPARS®」とは Perspective Essential Plastic
Aesthetic Reconstructive Surgery の頭文字よ
り構成される造語．

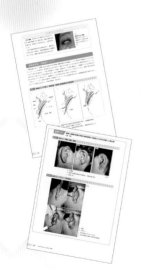
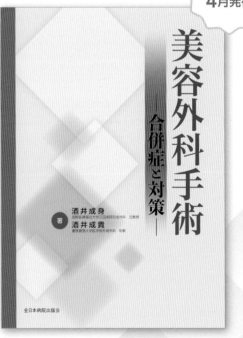

PEPARS No.163：1-8, 2020

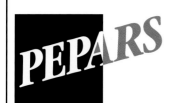

◆特集／人工真皮・培養表皮　どう使う，どう生かす

自家培養表皮を用いた熱傷治療

林　稔[*1]　村松英之[*2]

Key Words：広範囲熱傷(massive burn)，自家培養表皮(cultured epidermal autograft)，同種皮膚(allograft)，人工真皮(artificial dermis)，epithelialization unit

Abstract　　広範囲熱傷に対して自家培養表皮(以下，ジェイス®)が保険適用となって10年が経過した．ジェイス® 生着のためにはアンカリングとなる真皮成分が必要である．本来同種皮膚移植を先行させてからジェイス® を使用するプロトコールであったが，本邦において同種皮膚移植を潤沢に使用することは不可能であり，生着率は芳しくなかった．高倍率の分層網状植皮を併用することで，ジェイス® の生着率が上がるという報告により，全国的にこの方法が一般化している．今回広範囲熱傷患者に対するジェイス® 使用までの治療過程，母床構築の方法，術後管理までを解説し，ジェイス® 使用時の具体的な注意点について述べる．

はじめに

　日本初の再生医療製品である自家培養表皮(以下，ジェイス®：株式会社ジャパン・ティッシュ・エンジニアリング(以下，J-TEC社)製，日本)は2009年1月に保険収載されてから10年以上が経過し，熱傷に対して全国で約700例に使用されている(2020年1月現在)．筆者らも前職の前橋赤十字病院で広範囲熱傷患者に対して積極的に使用してきたが，Soodら[1]の報告を参考にして治療プロトコールを新たに立案し[2]良好な成績を収めている[3]．今回我々が行っていたプロトコールを紹介して症例を供覧し，その有用性について若干の文献的考察を加えて報告する．

*1 Minoru HAYASHI，〒830-8543　久留米市津福本町422　聖マリア病院形成外科，診療部長
*2 Hideyuki MURAMATSU，〒135-0061　東京都江東区豊洲5-6-29 パークホームズ豊洲ザレジデンス1F　きずときずあとのクリニック豊洲院，院長

治療戦略

1．培養表皮の適用と経費

　受傷面積として深達性II度熱傷創およびIII度熱傷創の合計面積が体表面積(以下，TBSA)30%以上の熱傷に対してジェイス® を用いることができる．現在は一連につき40枚使用することが可能であるが，医学的に必要があると認められた場合のみ症状詳記を記載した上で50枚を限度に算定することができる．ジェイス® は1枚あたり80 cm²であり，成人のTBSA 0.5%に相当するので，TBSA 20～25%程度を被覆できる計算である．

　ジェイス® を培養するためには1～12 cm²の全層採皮を行い，J-TEC社に培養を依頼する．採皮面積に関しては，培養期間，患者年齢と使用枚数で必要量が変動するので，随時J-TEC社社員と相談が必要である．治療費に関しては採取・培養キットとして446万円の費用が，移植の際にはジェイス® 1枚あたり調整・移植キットとして15万4千円の費用が特定保険医療材料として設定されている．ジェイス® を使用した際には手術日に

表 1. ジェイス®移植に関するプロトコール

① 採皮
  できる限り早く（受傷後3日以内）に行う.

② 人工真皮による真皮様組織の形成
  移植できる3週間後までに良好な真皮様組織を形成する.

③ 人工真皮に感染があれば積極的に切除を行い，時間に余裕があれば貼り替えを行う．連日の処置の際にデブリードマンを追加する.

④ 高倍率自家分層植皮と自家培養表皮の併用
  移植後はエスアイメッシュ®を貼付し，ガーゼを当てて圧迫固定する.
  翌日より連日上皮化促進のために4時間程度の空気曝露を行う.
  問題がなければ1週間後に初回交換を行う．空気曝露は基本3週間の予定だが，生着に問題なければ2週間で終了としている.

K014皮膚移植術（生体・培養）とともに算定できる．ただし培養のみで移植に至らない場合でも，担当医が移植をいらないと判断した日（経過良好で培養表皮を使用しないと決めた日もしくは患者様が亡くなられた日）にK000創傷処理として算定し，材料費とともに保険請求は可能であるが，症状詳記を添えることが望ましい.

2．初診時の対応

　広範囲熱傷を念頭に置き，救急搬送されたことを想定して述べる．初療は救急科がメインとなり全身状態を把握するが，点滴ラインの確保や尿道カテーテルの留置，必要に応じて気管挿管もされ，primary survey が終了したら，secondary survey の一環として熱傷面積，深度を決定する．シャワー室などを利用し，鎮痛・鎮静下に焼痂部分を洗浄する．ススなどの化学物質は感染源となるためガーゼなどを用いて可能な限りすべて拭き取っている．熱傷面積に関しては，Lund and Browder chart を用い詳細な面積を算定する．体幹や四肢で全周性の熱傷に関しては同日減張切開を行う．TBSA 30％以上の広範囲熱傷であれば，ジェイス®適応について救急科および家族と話し合い治療方針を決定する.

3．移植部位の決定

　ジェイス®は非常に薄くて脆いため，確実な生着を目指すのであれば，機械的刺激と過度な圧迫のないところが移植部位として選ばれる．体幹前面や上下肢などで関節がない長管骨の前面が比較的生着し易く，背部や肘膝関節，手足や顔は生着させるために工夫が必要である.

　ジェイス®の使用が決まれば，J-TEC社に連絡を入れ，可及的速やかに皮膚培養のための皮膚採取を行う．受傷後3日以内に皮膚採取を行う方が，感染の可能性が低く培養が成功しやすい．皮膚培養には少なくとも3週間の時間を要するので，それまでに移植床の準備を行う．ジェイス®移植に必要な治療のプロトコールを表1に示す.

4．移植床の形成

　良好な移植床を作製するためのステップとして，全焼痂切除，人工真皮貼付による良質な真皮様組織の構築を目指す．全焼痂切除は基本的に1週間以内に完了させることを目指す．1回のデブリードマンは古典的に手術時間を2時間以内，焼痂切除範囲も TBSA 20％以内が安全[4]と言われているが，救急科との相談の上，TBSA 20％以上であっても1回で全て完遂させることもあれば，術中の体位変更が危険因子となるので，仰臥位でできる範囲，腹臥位でできる範囲などに分けて切除することも多い．ジェイス®を移植するまで3週間も猶予があるため，最初の1週間で全焼痂切除を完遂させたのち，残りの2週間で移植床の準備を行う．基本的に焼痂切除を完了した部分には人工真皮を貼付し，貼付1週間後から連日の泡洗浄およびトラフェルミン製剤（フィブラスト®スプレー：科研製薬，日本）噴霧，ワセリン軟膏塗布処置を行っている．人工真皮は保険上，同部位に2回まで貼付可能であるため，発熱などの所見があり感染が疑われた場合は術後1週間を待たずに圧迫保護した人工真皮部分を観察し，感染部分を可及的速やかに除去し，ジェイス®移植まで1週間以上猶

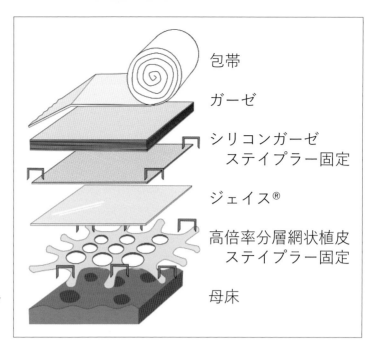

包帯

ガーゼ

シリコンガーゼ
ステイプラー固定

ジェイス®

高倍率分層網状植皮
ステイプラー固定

母床

図 1.
ジェイス®移植時のドレッシングについて

予がある場合は手術室にて再貼付を行っている.

　ジェイス®を移植しない範囲に関しては，可能な限り自家分層植皮などの手術を終了させるように計画を立てる．例えば手指などは機能が重要なので，可能であれば初回のデブリードマンの時に自家植皮を行い，植皮術後1週間でリハビリテーションを開始する．また，気道熱傷などで気管切開が必要であれば，初回デブリードマンの際に頸部も植皮を行い，早期に生着した皮膚の上から気管チューブが留置できるように計画する．そのほか，熱傷が TBSA 30〜40%程度で採皮部位に余裕があれば背部などの植皮を終了させておく.

5．ジェイス®移植

　ジェイス®移植の際に一番困難なのが，手術日の決定であると筆者は思っている．ジェイス®は作成過程の都合上，作成を中断させることが不可能であり，最終段階開始から製品完成まで2週間かかる．そしてジェイス®完成から消費期限が2日しかない上に，愛知の工場からの搬送時間を加味すると実質1日しか猶予がない．そのため，移植の2週間前の状態から良質な母床が作成されるかを判断しなければならず，その経験則が手術成績を大きく左右しているものと思われる．筆者の場合は，集中治療室で管理される熱傷患者はすべて救急科と毎日カンファレンスを行うことで，連

絡を密にとれているため，全身状態を常に把握し，連日の処置で母床を確認することで，2週間後に良質な母床を作成できるかを判断している.

　ジェイス®移植の際には，まず母床を洗浄後，母床に対して鋭匙，電動ダーマトーム，もしくは水圧式ナイフ(バーサジェットⅡ；Smith & Nephew Medical Ltd., 英国)などを用いて創面をリフレッシュさせる．続いて電動ダーマトームを用いて2〜3/10 mm厚で採取した皮膚をメッシャーで6倍として高倍率分層網状植皮を移植する．移植片の固定にはステイプラーを使用するが，使用量は少なくなるように配慮している．植皮の上にジェイス®移植を行うが，移植の際にはジェイスの下に気泡が入らないように注意が必要である．ドレッシングは非固着性シリコンガーゼを用いるが，アダプティック™(KCI株式会社，米国)のロールタイプにバラマイシン®軟膏を混合したものを用いたり，エスアイメッシュ(アルケア株式会社，日本)を用いたりしている．その上に，10枚程度のガーゼを乗せ，伸縮性包帯(ハイスパン®；アルケア株式会社，日本)と弾力包帯(エラスコット®；アルケア株式会社，日本)にて圧迫保護を行い手術を終了としている(図1)．採皮部に関しては，最近は専ら抗菌性創傷被覆材(メピレックス®Ag；メンリッケヘルスケアAB，ス

表 2. ジェイス®使用成績

症例数(人)	21
男性：女性(人)	15：6
年齢(歳)	58(3.07)
TBSA(%)	45(2.29)
B.I.	34(1.50)
PBI	92(3.19)
採皮面積(cm²)	7(0.70)
移植枚数(枚)	35(1.59)
生存退院日数(日)	104(5.62)
生存率(%)	85.7
	平均値(標準誤差)

ウェーデン)を用いており，感染徴候がなければ1週間は交換しなくても問題ないことが多い．

6．術後管理

術後は空気曝露処置を連日行っている．方法としては，ジェイス®移植部分のガーゼを取り除き，非固着性シリコンガーゼだけの状態にしたのち，創面に落下菌が付着しないように滅菌シーツでテントを張って4～6時間空気曝露を行う．空気曝露終了後は再度ガーゼ，ハイスパン®包帯，エラスコット®包帯固定を行う．この一連の空気曝露はジェイス®の角化を促進する目的であるが，術後2～3週間継続する．また，術後1週間の時にシャワー室にて，泡洗浄を用いて非固着性シリコンガーゼをジェイス®が剥がれないように愛護的に取り除く処置を行う．この際，生着が良好であればフィブラスト®スプレー噴霧を再開し，非固着性シリコンガーゼなどで創部保護を行うか，上皮化の具合によってはワセリンおよび非固着性ガーゼ(メロリン®；Smith & Nephew Medical Ltd.，英国)保護に切り替える．メロリン®を使用すると若干皮膚が浸軟してしまい，脱落の危険因子となるので，ジェイス®の角化の進行具合は注意深く観察が必要である．

7．リハビリテーション

ジェイス®表皮使用部分のリハビリテーションに関しては術後1週間から訓練を開始するが，開始の際はリハビリテーションスタッフに初回包交に立ち会っていただき，触ってもよい部分とズラされると困る部分を細かく申し送っていただくよ

うに注意が必要である．空気曝露処置に関しては鎮静が必要なことが多く，救急科，リハビリテーション科，看護師などのパラメディカルなどと連携を密に行い，情報を共有することで，安静期間をなるべく最短で済ませられるように配慮することが肝要である．

治療成績

2010年5月から2019年3月までの前橋赤十字病院におけるジェイス®を使用した広範囲熱傷21例の成績を表2に示す．年齢は19～84歳(平均58.0歳)，男性15例，女性6例で，TBSA 30～64%(平均45%)といずれも30%以上であった．B.I.は24～45.5(平均34)，ジェイス®移植枚数は17～50枚(平均35枚)であり，生存率は85.7%で生存退院日数は59～150日(平均104日)であった．

症例

代表症例を供覧する．

症例：45歳，女性

現病歴：既往にうつ病があり自殺企図を数回試みていた．今回，灯油をかぶり自分に火をつけて受傷した．同日，救急搬送された．

初診時所見：頭部，胸腹部，背部，両上肢，両大腿部に深達性IIからIII度の熱傷創を認めた(TBSA 45%，II度2%，III度43%)(図2)．気道熱傷を認めた．

治療経過：入院時，体幹および両上肢に全周性の熱傷を認めたため，減張切開をベッドサイドで施行した(図3)．救急科と「30%以上の熱傷でありジェイス®を使用する」という方針を決定後，家族と話し合い，ジェイス®使用の同意を得た．受傷2日目に鼠径部の健常皮膚から全層皮膚を採取し，J-TEC社に培養を依頼した．受傷5日目に体幹と両上肢を中心にデブリードマンを行い，右手は分層植皮を施行した．受傷7日目に顔面のデブリードマンと頚部の分層植皮を施行して気管切開に備えた．受傷12日目の包交で，感染した人工真皮を適宜切除し，再度創面をデブリードマンし，人工真皮を用いれば良好な母床ができると判断し，培養表皮作成の最終工程の開始をお願いし，

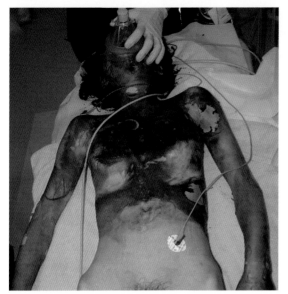

図 2. 初診時所見
頭部，胸腹部，背部，両上肢，両大腿部に
深達性 II から III 度の熱傷創を認めた
（TBSA 45%，II 度 2%，III 度 43%）．

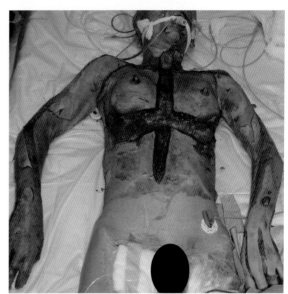

図 3. 減張切開
シャワーで洗浄後，胸壁と両上肢，左手に減
張切開を施行した．

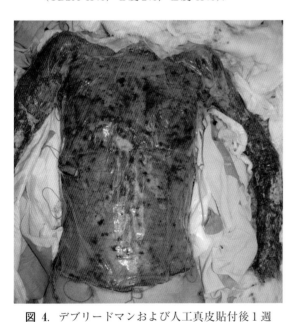

図 4. デブリードマンおよび人工真皮貼付後 1 週
間の状態
この時点で 2 週間後に良質な母床が形成できるか
を判断し，ジェイス®作成の最終段階を依頼する．

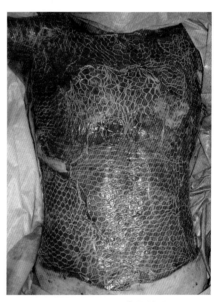

図 5. ジェイス®移植時
良質な母床の上に 6 倍分層網状植皮を
行い，その上にジェイス®を移植した．

ジェイス®移植日を決定した（図 4）．受傷 14 日目
にデブリードマンと，部分的に再度人工真皮を貼
付した．受傷 21 日目に背部や顔面の植皮を施行
し，生着した分層植皮の上から気管切開を施行し
た．受傷 26 日目にジェイス移植を施行した．ジェ

イス®移植の際には母床に対して電動ダーマトー
ムを用いて創面をリフレッシュさせた後に，2/10
mm 厚で採取した皮膚をメッシャーで 6 倍にして
分層網状植皮を行い，その上にジェイス®を移植
した（図 5）．術後管理に関しては前述のプロト

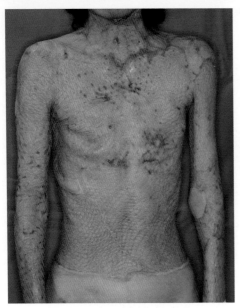

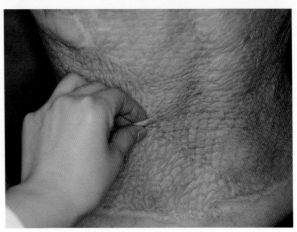

図 7. 皮膚も摘めるほど柔らかい.

図 6. ジェイス® 移植後 1 年
ジェイス® の脱落は認めない.

コールに従って管理した. 術後の経過を図に示す. 術後 95 日目に自宅退院に向けたリハビリテーション目的に転院となった.

　術後 1 年の経過を示す(図 6). ジェイス® の脱落は認めず, 摘むことができるほど柔らかい(図 7).

考　察

　培養表皮の歴史は 1975 年に Green ら[5]がマウス 3T3 細胞を用いてヒト表皮細胞の増殖に成功したことから始まる. 臨床応用としては 1981 年に重症熱傷に対して Green 型自家培養表皮を用いた治療が世界初の報告となり[6], 1984 年に TBSA 97% 以上の重症熱傷の男児 2 名を救命したこと[7]により, 培養表皮治療の有用性が広く認知されることになった. 本邦では熊谷ら[8]が広範囲熱傷に対して Green 型自家培養表皮を用いた治療を日本で初めて報告している. それから 20 年以上経過して, 本邦では 2009 年から自家培養表皮ジェイス® が国内初の再生医療製品として認可された. 米国では既に Green 型の培養表皮 EPICEL® というものがあるが, ジェイス® も Green 培地を用いた製品であるため, 発売当初は米国の論文を参考に治療を開始した.

　米国の培養表皮治療に準じて, Cuono ら[9]の方法と同様にジェイス® の移植を行った. これは焼痂切除後に同種皮膚移植を行い, 表皮を剥削したのちに培養表皮を移植する方法であるが, 本邦では同種皮膚の供給が不十分であるため十分な真皮様組織を構築することができずジェイス® の生着率は非常に低かった. そのため他の方法を模索する必要があった[2]. 筆者ら[3]は同種皮膚移植の代わりに人工真皮を選択し, 良好な真皮様組織を構築している. 母床を整えた上で, Sood ら[1]の報告と同様にジェイス® 移植の際には高倍率分層網状植皮を併用することで良好な成績を得ている.

　ジェイス® が販売されて 6 年が経過した時点での全例調査の結果を Matsumura ら[10]が報告したが, ジェイス® 移植後 4 週間での生着率は全体で 68% であったが, ジェイス® 単独使用よりも高倍率分層網状植皮併用群の方が生着率が高く, 併用群では 80% 前後の生着率であった. また, 母床の形成については全体の 65% が人工真皮を用いている結果であった. これは前述の通り, 本邦では同種皮膚の供給が不十分であり, Sood ら[1]の報告同様に同種皮膚移植を移植後, 手術室で 3〜5 日ごとに交換することは現実的ではないことが影響している. なお, 人工真皮で母床を整えた状態で, ジェイス® 単独では 43% の生着率, 分層網状植皮

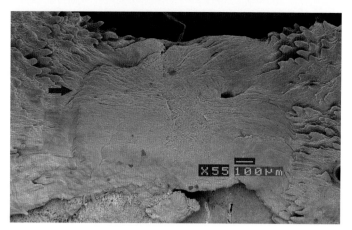

図 8.
ジェイス®移植後2週間の電子顕微鏡像
高倍率網状分層植皮とジェイス®を併用すると，分層植皮の真皮成分および基底層成分がジェイス®の下で網目の中央部分に向かって進展するため，早期にアンカリングされる．

併用では74%の生着率であった[10]．以上から私は生着率を優先させる目的で恵皮部に余裕がある場合は分層網状植皮を併用する方法を選択している．また，生存率に関してはジェイス®を使用した方が受傷7週時点においては有意に生存率が高く，吉野ら[11]も重症熱傷患者に対してジェイス®使用の有無における生存率に関して多変量解析で有意差を認め，ジェイス®の使用が生存率向上に寄与していると述べ，その理由として早期創閉鎖と最低限の採皮が良好な生存率に寄与する可能性を指摘している．

　また，ジェイス®と分層網状植皮を併用した際に，ジェイス®の生着過程について筆者ら[12]が電子顕微鏡を用いて確認したところ，山本ら[13]が提唱するEpithelialization unitが確認できた（図8）．Epithelialization unitとは，皮膚潰瘍などにおける創傷治癒の過程で，上皮化が完了すると上皮を追いかけるように周囲から真皮乳頭層と基底膜が一塊となって創部の中央へ進展する現象を指す．ジェイス®と高倍率分層網状植皮の併用は，熱傷潰瘍の上にジェイス®による上皮化が先行するため，併用した高倍率分層網状植皮の真皮成分と基底層成分がジェイスの下に早期に進展する現象を促すと思われる．この現象により早期にジェイス®と母床がアンカリングするため生着率の向上に寄与しているのであろう．以上から我々はジェイス®を使用する際には恵皮部に余裕があれば，高倍率分層網状植皮を併用する方針とすることで，良好な成績を得ることができた．

まとめ

　広範囲熱傷に対するジェイス®を用いた治療戦略について概略を述べた．治療には我々形成外科医だけでなく救急科，リハビリテーション科，看護師や社会福祉士まで多職種と連携を密に取ることが肝要であり，初診の段階で退院もしくは転院までの治療計画を早急に立案し実行する必要がある．ジェイス®の使用に焦点を当てて周術期の注意点を中心に詳細を述べたつもりであるが，今後の培養表皮治療の一助となれば幸いである．

謝　辞

　本稿の執筆にあたり，培養表皮治療を基礎から指導してくださった村松英之先生ならびに治療データの提供を快諾してくださった前橋赤十字病院　中野実院長に対して感謝の意を表する．

　本論文において他者との利益相反はない．

参考文献

1) Sood, R., et al.：Cultured epithelial autografts for coverage of large burn wounds in eighty-eight patients：the Indiana University experience. J Burn Care Res. 31：559-568, 2010.
　Summary　高倍率分層網状植皮と自家培養表皮を併用した治療戦略をわかりやすく解説している．

2) 村松英之ほか：自家培養表皮移植を用いた広範囲熱傷例の検討. 形成外科. 56：857-865, 2013.
　Summary　高倍率自家分層植皮とジェイス®を

併用した治療のプロトコールを詳しく解説した論文である.

3) Hayashi, M., et al.：Experience of using cultured epithelial autografts for the extensive burn wounds in eight patients. Ann Plast Surg. **73**：25-29, 2014.

4) Cancio, L. C., et al.：Guidelines for Burn Care Under Austere Conditions：Surgical and Non-surgical Wound Management. J Burn Care Res. **38**：203-214, 2017.
   Summary　災害時を想定したものではあるが熱傷診療のガイドラインで，熱傷創の管理についてまとめられている.

5) Rheinwald, J. G., Green, H.：Serial cultivation of strains of human epidermal keratinocytes：the formation of keratinizing colonies from single cells. Cell. **6**：331-343, 1975.

6) O'Connor, N. E., et al.：Grafting of burns with cultured epithelium prepared from autologous epidermal cells. Lancet. **10**：75-78, 1981.
   Summary　重症熱傷に対して Green 型自家培養表皮を用いて治療した世界初の報告である.

7) Gallico, G. G. 3rd, et al.：Permanent coverage of large burn wounds with autologous cultured human epithelium. N Engl J Med. **311**：448-451, 1984.
   Summary　TBSA 97%以上の重症熱傷の子供2人を培養表皮で治療した case report であるが，これが培養表皮の有用性が認知されるきっかけになった論文である.

8) 熊谷憲夫ほか：ヒト培養表皮移植に関する研究 自家培養表皮移植による広範囲熱傷創の治療. 日形会誌. **5**：463-474, 1985.

9) Cuono, C., et al.：Use of cultured epidermal auto-grafts and dermal allografts as skin replacement after burn injury. Lancet. **17**：1123-1124, 1986.
   Summary　55%の重症熱傷に対する case report である. 同種皮膚移植後，表皮を剥削して培養表皮を移植して上皮化を得た.

10) Matsumura, H., et al.：Application of the cultured epidermal autograft "JACE®" for treatment of severe burns：Results of a 6-year multicenter surveillance in Japan. Burns. **42**：769-776, 2016.
    Summary　ジェイス®販売後6年間の実績の報告である. 母床形成の方法，ジェイス®移植（単独 or 分層植皮との併用），生着率などについて述べている.

11) 吉野　匠ほか：広範囲熱傷における自家培養表皮の生命，機能予後への有用性について. 熱傷. **45**：205-211，2019.
    Summary　ジェイス®使用の有無による生存率に関して多変量解析で生存率に寄与したことを示唆する論文である.

12) Hayashi, M., et al.：Changes in the Dermal Structure during Cultured Epidermal Autograft Engraftment Process. Plast Reconstr Surg Global Open. **29**：e870, 2016.
    Summary　ジェイス®の生着過程について電子顕微鏡で確認した論文である.

13) Yamamoto, N., et al.：Dermal neoformation during skin wound healing as demonstrated using scanning electron microscopy. Ann Plast Surg. **52**：398-406, 2004.
    Summary　創傷治癒の過程で，先に上皮化が完了すると，上皮を追いかけるように周囲から真皮乳頭層と基底膜が一塊となって創部の中央へ進展する現象を発見し，Epithelialization unit と名付けた.

PEPARS　No.163：9-15，2020

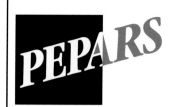

◆特集／人工真皮・培養表皮　どう使う，どう生かす

自家培養表皮の適用拡大：
先天性巨大色素性母斑

髙谷健人[*1]　　貴志和生[*2]

Key Words：自家培養表皮（cultured epidermal autograft），先天性巨大色素性母斑（giant congenital melanocytic nevi），移植（transplantation），母斑細胞（nevus cell），キュレッテージ（curettage），ハイドロサージェリーシステム（hydrosurgery system）

Abstract　　先天性巨大色素性母斑（giant congenital melanocytic nevi；GCMN）は，整容上の観点あるいは悪性化のリスクから，治療を行う必要がある．しかし，単純切除や植皮，レーザー治療，エキスパンダーの挿入などの既存の方法では，良好な結果が得られないことや，合併症が起きることが多かった．2016 年より，日本において GCMN に対する培養表皮移植が保険適用となり，我々は電動デルマトームあるいは鋭匙によるキュレッテージとハイドロサージェリーシステムを併用し母斑組織を除去したのち，自家培養表皮を移植する方法を採用し，母斑の色調の改善を得られている．しかし，肥厚性瘢痕をはじめとする合併症も報告されており，その適応年齢や部位，術式には今後更なる検討を要する．

はじめに

先天性巨大色素性母斑は（giant congenital melanocytic nevi；GCMN）は，一般的に，成人における直径≧20 cm，新生児では体幹部で≧6 cm または頭部に≧9 cm の母斑と定義される[1]．発症の原因は明らかになっておらず，罹患率は 1/20,000 から 1/500,000 の間である[2]．GCMN から悪性黒色腫への形質転換のリスクは 0～3.8% の間であるが[3]，その半数が 3 歳までに発症するとされ，発症後の予後は不良であり早期に治療することが必要である[4]．GCMN はその希少性にもかかわらず，悪性黒色腫や中枢神経系への関与，すなわち神経皮膚黒色症などの重篤な合併症との関連性や，その外観による患者と家族への心理社会的影響を考慮し，手術を行う必要がある．

通常，先天性色素性母斑は，組織学的に表皮内に整然と並んだ母斑細胞のクラスターと，真皮内のシート状および蜂巣状の集合により特徴づけられる．しかし，GCMN では，母斑細胞は真皮と付属器のさらに深層に及び，脂肪や筋肉にも見られることがあり，真皮と皮下組織の下 2/3 に豊富であるという報告もある[5]．他にも毛包内，立毛筋内，神経鞘内，血管壁にも認められる．このため，GCMN はそのサイズと組織学的深達度が原因で完全な切除が困難であることが多い．単純切除では縫縮が困難となるケースがほとんどである．色素性母斑のこれまでの治療方法として CO_2 レーザーや Q スイッチイットリウムアルミニウムガーネット（YAG）レーザーによるメラニンの破壊が挙げられるが，上皮化に時間を要し，母斑細胞は高い確率で創部に残存する．時に皮膚移植も選択されるが，新しい瘢痕がドナー部位に作成されるというデメリットがある．母斑組織の掻爬は再上皮化に時間がかかり，感染のリスクがある．

*1 Kento TAKAYA，〒160-8582　東京都新宿区信濃町 35　慶應義塾大学医学部形成外科，助教
*2 Kazuo KISHI，同，教授

エキスパンダー挿入を含む皮弁による再建が行われることもあるが，部位によって，切除後の大きな全層皮膚欠損を被覆することが困難となる場合がある．このため，既存の治療方法では完全な治療あるいは合併症の回避が不可能で，新規の治療法が模索されてきた．

日本では，培養表皮移植(cultured epidermal autograft(JACE®：ジャパン・ティッシュ・エンジニアリング株式会社，蒲郡，日本))が，2007年に医療保険にて体表面積の30％を超える熱傷に対する使用が認可され，2016年からはその適用がGCMNに拡大した．自家培養表皮は，1975(昭和50)年，米国ハーバード大学医学部のHoward Green教授らにより確立された，3T3-J2細胞を用いたヒトの正常表皮細胞の培養方法を利用したものである．

GCMNに対する培養表皮移植の症例は国内外含めてわずかに報告があるのみで[6)7)]，複数の症例での効果や術後経過に関する報告に乏しい．今回我々はGCMNに対して自家培養表皮移植を行った症例の経過を報告するとともに，治療の実際と問題点について文献的考察を交えて検討する．

手術の適応

GCMNに対する治療対象症例に一定のコンセンサスは存在せず，患者の年齢，病変のサイズと場所，母斑の悪性を示唆する病変の有無といった患者の状態と，外見の変化，瘢痕や機能障害のリスクなど手術侵襲の影響の双方を十分に考慮し，患者，家族，保護者の同意と理解を得る必要がある．既述した通り，GCMNから悪性黒色腫を発症した場合の予後は不良である．切除によるメラニン形成細胞の減少は悪性腫瘍の発生率を減少させるが，これまでの報告では母斑の除去が黒色腫の発症に対して予防的役割を果たすというエビデンスはない[8)]．すなわち，GCMNに対しての積極的なアプローチには議論の余地がある．黒色腫に対する予防と，比較的良好な術後経過を目指しGCMNの除去を早期に行うべきであると主張す

るいくつかの研究がある一方で[9)10)]，これら早期介入を提唱する研究は少数の症例に基づいており，より高齢で手術を受けた子供たちの結果と比較しなかったという報告も存在する[11)]．さらに，1歳未満の乳児は全身麻酔による心停止のリスクが高くなることも，この議論をより複雑化している．

我々は，術前にMRIを撮像し神経皮膚黒色症の症例を確認したのち，悪性化のリスクと患者・家族の心理的側面を考慮して，治療希望がある場合に早期に手術を行うこととしている．

年齢に関しても1歳未満〜8歳とばらつきがあるが，後述のように1歳未満で手術を行うと術後の肥厚性瘢痕が比較的抑制される傾向があるため，現在は初回手術を1歳未満で検討することが多い．

手術の実際

代表症例を図1，図2に示す．

1．培養表皮移植片の採取

自家培養表皮を作成するためには，ドナーサイトとして患者から正常皮膚組織を採取する必要がある．必要な皮膚組織は，単回移植の場合，8×10 cmサイズの培養表皮シート10枚あたり0〜69歳では1〜2 cm^2(採皮後20〜21日以内に移植後行う場合．22日以降であれば同年齢層で1 cm^2，70歳以上では2 cm^2)とされており[12)]，テンプレートが存在する．我々は患者年齢を考慮して全身麻酔下に採皮を行い，腹部などの正常皮膚領域からテンプレートをもとに薄く脂肪組織をつけて全層採皮を行っている．採皮後は検体を除菌目的にエタノールに数秒間浸漬してから培養液に浸した上で提出し，採皮部は単純縫合閉鎖している．

2．母斑組織の除去

培養表皮が完成したら，2回目の手術において同様に全身麻酔下に母斑組織の除去と培養表皮の移植を同時に行う．我々はGCMNに対して酵素処理した表皮移植片を用いた治療を行っていた経験から，電動式デルマトームによる母斑組織の切除を行っていた．2018年以降は鋭匙によるキュ

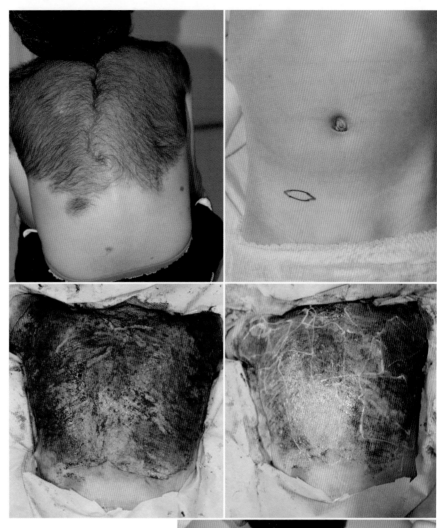

図 1.
GCMN に対する培養表皮移植の過程. 4 歳, 男児. 背部 GCMN
　　a：術前所見. 背部全体に GCMN を認める.
　　b：右鼠径部からのドナー採取. テンプレートを使用し 1 cm^2
　　　　の全層皮膚を採取. 創部は単純縫縮した.
　　c：母斑組織の切除. 鋭匙で母斑細胞を色調がなくなるまで
　　　　キュレッテージし, さらに残存病変をハイドロサージェリー
　　　　システムで除去
　　d：培養表皮を一部重なり合うように移植
　　e：術後 1 か月. 移植した培養表皮はほぼ全て生着した. 一部
　　　　に色調の残存と発毛はあるが全体的に色調は軽減し, 肥厚性
　　　　瘢痕などの有害事象も認めない.

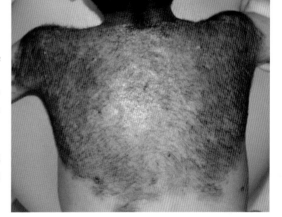

レッテージと, ハイドロサージェリーシステムに
よる残存病変の掻爬に変更した.

A．電動デルマトーム

　電動式デルマトームを用いた母斑の切除は,
300～450 μm の設定で複数回組織を削り, 母斑の
色調が完全に軽減するまで病変を切除した. 術中
失血を最小限に抑えるように注意する必要があ
り, 色素性病変が除去された直後に, 1,000 倍エ
ピネフリン溶液に浸したガーゼにて被覆した.

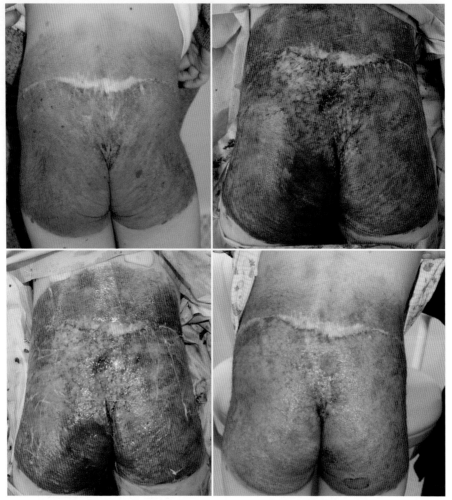

```
a b
c d
```

図 2. 代表症例：4 歳，女児．殿部 GCMN
  a：術前所見．殿部に GCMN を認める（腰部中央は分割切除後の瘢痕である）．
  b：母斑組織の切除．鋭匙で母斑細胞を色調がなくなるまでキュレッテージし，さら
    に残存病変をハイドロサージェリーシステムで除去
  c：培養表皮を一部重なり合うように移植
  d：術後 6 か月．移植した培養表皮はほぼ全て生着した．一部に色調の残存があるが
    全体的に軽減し，肥厚性瘢痕などの有害事象も認めない．

B．キュレッテージとハイドロサージェリーシ
ステム

　もともと新生児の母斑組織の除去方法として
キュレッテージは古くから行われてきた．生後 2
週間から 6 週間で実施すると上部真皮と深部真皮
との間の層で組織を剝離することができ，術後の
整容面の改善の点で良好な結果が得られるという
報告がある[13]．我々は鋭匙を使用し，母斑の色調
が消失するまでキュレッテージを行い，創面は真
皮深層および一部脂肪組織が露出する程度とし
た．これは培養表皮の移植床として真皮組織が必

要であるという考えに基づいている．鋭匙で掻爬
することができず色調が残存した箇所については
病変を同様のレイヤーでハイドロサージェリーシ
ステム（VERSAJET®）で除去した．ハイドロサー
ジェリーシステムは滅菌生理食塩液の高速水流を
利用した外科的デブリドマンを可能とした手術機
器であり，正常な組織を温存しながら，創傷，熱
傷，軟部組織の損傷などにみられる壊死，感染組
織，細菌，汚染物質を除去することで知られる．
色調が軽減するまで色素性病変を除去した直後
に，1,000 倍エピネフリン溶液に浸したガーゼで

```
```

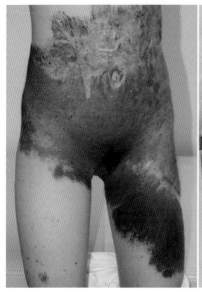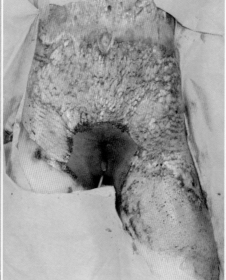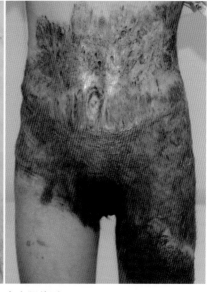

a|b|c

図 3. 術後の肥厚性瘢痕形成. 8歳, 女児. 下腹部, 鼠径部, 左大腿前面 GCMN
　　a：術前所見. 下腹部, 鼠径部, 左大腿前面に GCMN を認める.
　　b：母斑組織の切除. 電動式デルマトームを 450 µm に設定し, 母斑の色調がなくなるま
　　　　で組織を除去
　　c：術後 7 か月. 移植した培養表皮はほぼ全て生着した. 母斑の色調に改善を認めるもの
　　　　の, 下腹部, 鼠径部中心に肥厚性瘢痕の形成を認める.

被覆した.

3. 培養表皮の移植・固定

　母斑組織の除去後, 止血を確認した上で自家培養表皮の移植を行う. 自家培養表皮は短辺 8 cm×長辺 10 cm, 有効面積 80 cm²の長方形をしており, それぞれが 1~2 cm 幅で重なるように皮膚欠損部に置き, 非固着性創傷被覆材(エスアイ・メッシュ®, アルケア株式会社)で保護し, その上からスキンステープラーで固定した. その上にガーゼを当て, 伸縮性のあるテープで固定した. 培養表皮の分化促進を期待して, dry side に持っていく理由から, この際の軟膏処置は行っていない.

4. 術後管理

　術後は, 殿部など創部の汚染がある場合は都度生理食塩水で洗浄して保湿した. 術後 1 週間~2週間程度で全身麻酔下に抜鈎し, その後は皮膚の乾燥の状態を見ながら場合によりワセリンを基材とする軟膏を塗布し保湿した. フォローアップは, 術後 1 か月以内であれば創部の状態にもよるが週 1 回程度, 以後は月 1 回程度の通院としている.

術後経過

　我々はこれまでに全 12 症例, 32 部位の GCMNに対して自家培養表皮移植を施行した. 患者は男女比 1：1.4(男 5 人, 女 7 人), 平均月齢は 58 か月(8~109)であった. 母斑組織の除去に電動式デルマトームを使用した患者は平均 86.7(47~109)か月, キュレッテージとハイドロサージェリーシステムを使用した患者は平均 33.1 か月(12~47)と, 術式の変更に伴い対象年齢も低下した. 我々が経験した症例では, すべての自家培養表皮は90％以上生着し, 色調の軽減を認めた. しかし, 以下に述べるような合併症を経験した.

1. 肥厚性瘢痕(図 3)

　我々が経験した症例で最も大きな合併症は術後の肥厚性瘢痕の形成である. 特に, すべて電動式デルマトームで母斑細胞を除去していた症例では高い確率で肥厚性瘢痕の形成を認め, 2 例には瘢痕拘縮を解除する手術を要した. 背中や鼠径部, 可動部などの機械的ストレスが加わる部位では, 動作時に繰り返しかかる張力によって肥厚性瘢痕

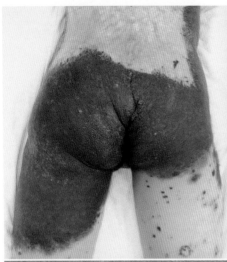
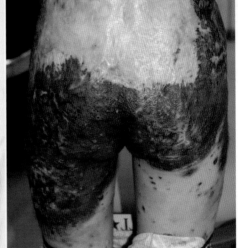
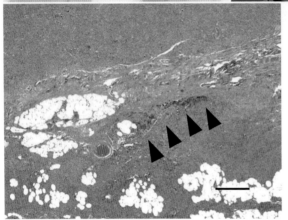

図 4.
術後の再発. 7 歳, 男児. 殿部 GCMN
  a：術前所見. 殿部, 左大腿部後面に GCMN を認める.
  b：術後 2 か月. 移植した培養表皮はほぼ全て生着した. 一部に肥厚性瘢痕の形成あり, 色調も再発している.
  c：母斑組織の病理像. 真皮の深部と皮下脂肪組織の周囲に集簇する母斑細胞を認める. Bar＝400 μm

の形成が頻繁に見られるため, この範囲にある GCMN は治療から除外する必要があるかもしれない. しかしながら, 掻爬術と培養表皮移植の併用療法では, 培養表皮移植の適応により治癒時間が大幅に短縮され, 肥厚性瘢痕が防止されたとの報告もある[14]. また, 術式変更後肥厚性瘢痕の形成率も有意に低下しているため, 母斑組織の除去方法あるいは適応症例が 1 歳前後の低年齢であることにより, 肥厚性瘢痕形成が抑制される可能性もある. したがってその適応には更なる症例の蓄積が必要と考えられる.

2．再　発（図 4）

一部の症例で母斑の色調がいったん軽減したにも関わらず, 再発を認めた. 特に顕著に再発を認めた症例の母斑組織の病理像は, 表皮真皮境界から深部真皮まで, および皮下脂肪組織の周りに色素沈着を伴う母斑細胞の蜂の巣状の形成を示し

た. 一部の報告では GCMN は真皮下部 2/3 に母斑細胞があるとされているため, 再発防止には可及的にこの母斑細胞を除去できることが望ましいが, 真皮を完全除去してしまうと培養表皮の生着率が不良になると考えられるため, 症例によっては本法の適応が困難なこともある. 色調がなくなるまで組織を除去する我々の方法が, リスクと治療効果を天秤にかけた時に選択される折衷案と考えられるが, 他の母斑切除方法にて改善の余地があるか, 今後も検討を要する.

3．発　毛

母斑組織に対するキュレッテージは, 色調の改善は認めるものの術後発毛は残存すると報告されており[13], 我々が経験した一部の症例でも同様の合併症を認めた. この理由からも, 母斑組織の除去方法は再考の余地があると言える.

まとめ

　先天性巨大色素性母斑に対する当施設での自家培養表皮移植による治療の実際と課題について述べた．治療が保険適用となってから約4年が経過するが，症例に関する報告は少なく，既述したように，適応症例や術後の肥厚性瘢痕形成・再発のリスクなど現在も課題は多い．このため，患者とその家族の理解を得ながら，更なる症例の蓄積と検討が必要であると言える．

参考文献

1) Arneja, J. S., Gosain, A. K. : Giant congenital melanocytic nevi. Plast Reconstr Surg. **124**(1 Suppl) : 1e-13e, 2009.
　Summary　GCMN について，疫学，病態，治療などの網羅的なレビュー．

2) Castilla, E. E., et al. : Epidemiology of congenital pigmented naevi : II. Risk factors. Br J Dermatol. **104** : 421-427, 1981.

3) Zaal, L. H., et al. : Risk of malignant transformation of congenital melanocytic nevi : a retrospective nationwide study from the Netherlands. Plast Reconstr Surg. **116** : 1902-1909, 2005.

4) Trozak, D. J., et al. : Metastatic malignant melanoma in prepubertal children. Pediatrics. **55** : 191-204, 1975.

5) Wu, M., et al. : A large-scale collection of giant congenital melanocytic nevi : clinical and histopathological characteristics. Exp Ther Med. **19** : 313-318, 2020.

6) Morimoto, N., et al. : A case report of the first application of culture epithelial autograft (JACE®) for giant congenital melanocytic nevus after its approval in Japan. J Artif Organs. **21** : 261-264, 2018.
　Summary　培養表皮移植が日本で GCMN に対して保険適用になってからの，最初のケースレポート．

7) Maeda, T., et al. : Efficacy of cultured epithelial autograft after curettage for giant melanocytic nevus of the head. Plast Reconstr Surg Glob Open. **6** : e1827, 2018.
　Summary　我々と同様に，頭部の GCMN に対してキュレッテージ施行後に培養表皮移植を行った症例報告．

8) Chan, Y. C., Giam, Y. C. : A retrospective cohort study of Southeast Asian patients with large congenital melanocytic nevi and the risk of melanoma development. J Am Acad Dermatol. **54** : 778-782, 2006.

9) Turkmen, A., et al. : Comparison of classification systems for congenital melanocytic nevi. Dermatol Surg. **36**(10) : 1554-1562, 2010.

10) Bauer, B. S., Vicari, F. A. : An approach to excision of congenital giant pigmented nevi in infancy and early childhood. Plast Reconstr Surg. **82**(6) : 1012-1021, 1988.

11) Kinsler, V., Bulstrode, N. : The role of surgery in the management of congenital melanocytic naevi in children : a perspective from Great Ormond Street Hospital. J Plast Reconstr Aesthet Surg. **62**(5) : 595-601, 2009.

12) 「ジェイス®」添付文書

13) Bohn, J., et al. : Dermabrasion of large congenital melanocytic naevi in neonates. Scand J Plast Reconstr Surg Hand Surg. **34**(4) : 321-326, 2000.

14) Whang, K. K., et al. : Comparative treatment of giant congenital melanocytic nevi with curettage or Er : YAG laser ablation alone versus with cultured epithelial autografts. Dermatol Surg. **31**(12) : 1660-1667, 2005.

PEPARS No.163：16-25，2020

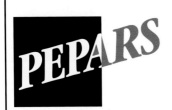

◆特集／人工真皮・培養表皮 どう使う，どう生かす

自家培養表皮の適用拡大：
先天性表皮水疱症

森 志朋*1 玉井克人*2

Key Words：表皮水疱症(epidermolysis bullosa；EB)，自家培養表皮(cultured epidermal autograft)，ジェイス® (JACE®)，接合部型表皮水疱症(junctional epidermolysis bullosa；JEB)，栄養障害型表皮水疱症(dystrophic epidermolysis bullosa；DEB)

Abstract 表皮水疱症は，皮膚基底膜領域の接着構造蛋白群の遺伝子異常により出生直後から生涯にわたり全身のいたるところに熱傷様の水疱，びらん，潰瘍が生じ，重症例では死に至る遺伝性水疱性皮膚難病である．
　本稿では表皮水疱症の病態と 2019 年 7 月に栄養障害型および接合部型表皮水疱症の難治性・再発性びらん・潰瘍に対し本邦で保険治療として認可された自家培養表皮「ジェイス®」について使用の実際と将来の治療への期待などについて述べる．

表皮水疱症とは

　表皮水疱症(epidermolysis bullosa；EB)は表皮 (およびその直下)に水疱を形成する遺伝性水疱性皮膚難病の1つで，表皮内，表皮-基底膜間，基底膜-真皮間の構造維持に必要な分子群の遺伝子異常に起因し発症する．水疱は出生時または出生直後から日常生活のごく軽微な外力により身体各所に熱傷様の水疱，びらん，潰瘍を生じ，日常生活は著しく障害され，重症例では経過とともに重篤な感染症や臓器不全，皮膚有棘細胞癌を高率に合併する．水疱形成の組織学的レベルにより古典的

3病型に大別され，表皮内水疱を形成する単純型 (EB simplex)，表皮-基底膜間に水疱を生じる接合部型(junctional EB；JEB)，基底膜・真皮間に水疱を生じる栄養障害型(dystrophic EB；DEB) がある(図1)[1)2)]．近年，これらの3病型に加えて，いずれのレベルでも水疱を形成し，光線過敏や歯肉炎などの粘膜症状を伴うキンドラー症候群 (Kindler syndrome)が第4の病型として表皮水疱症の1つに定義された(表1)[3)]．本邦において表皮水疱症の総患者数は700〜1,000人と推定されており男女はほぼ同数で，病型では単純型が40%，接合部型が10%，栄養障害型が50%，その他と報告されている[4)]．

　単純型は表皮基底細胞骨格(ケラチン線維)を構成するケラチン5とケラチン14の遺伝子異常，および基底細胞膜底面に結合するプレクチンおよびBP230の遺伝子異常で発症する．ケラチン5/14遺伝子異常は優性遺伝形式をとり，生後まもなく手，足，肘，膝などの機械的刺激を受けやすい部

*1 Shiho MORI，〒565-0871 吹田市山田丘 2-2 大阪大学大学院医学系研究科再生誘導医学寄附講座
*2 Katsuto TAMAI，同，教授

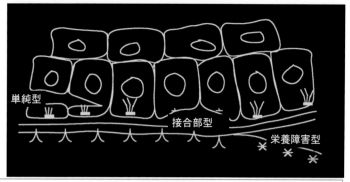

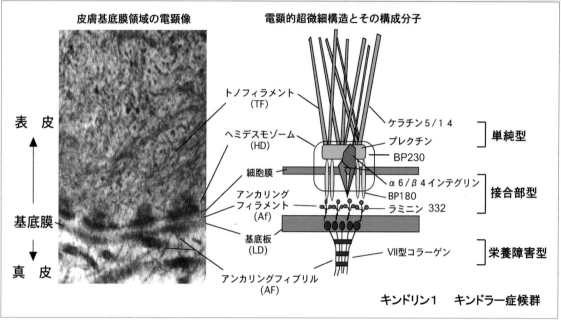

図 1. 表皮水疱症をきたす機序と裂隙の微細形成部位
a：表皮水疱症：水疱レベルによる病型分類
b：先天性表皮水疱症各病型とその原因遺伝子

表 1. 表皮水疱症の主な病型と遺伝形式

大病型	小分類	遺伝形式	標的蛋白
単純型	限局型	AD	ケラチン5 ケラチン14
	中等度汎発型（Köbner 型）		
	重症汎発型（Dowling-Meara 型）		
	筋ジストロフィー合併型	AR	プレクチン
	幽門閉鎖型	AR	プレクチン
接合部型	重症汎発型	AR	ラミニン 332
	中等症汎発型	AR	17 型コラーゲン ラミニン 332
	幽門閉鎖合併型	AR	α6/β4 インテグリン
栄養障害型	優性型	AD	7 型コラーゲン
	劣性中等症汎発型	AR	
	劣性重症汎発型	AR	
Kindler 型	—	AR	キンドリン-1

新国際診断基準：JD Fine, et al. J Am Acad Dermatol（2008）より引用
AD（autosomal dominant）：常染色体優性遺伝，AR（autosomal recessive）：常染色体劣性遺伝

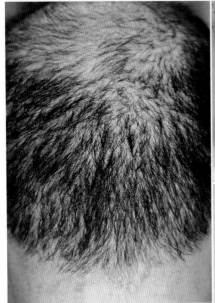
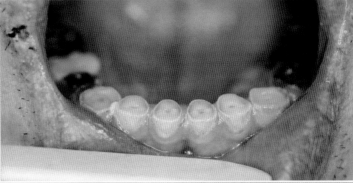
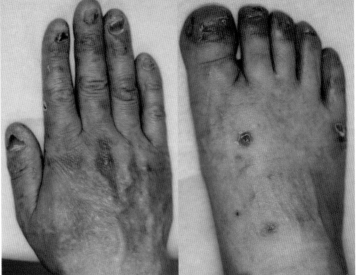

a | b

| c

図 2.
接合部型
　a：脱毛
　b：歯のエナメル形成不全
　c：爪の発育不全

位に水疱を形成する．表皮内水疱を形成するため，治癒後に軽度色素沈着を残すが萎縮や瘢痕は残さない．夏季には温熱により水疱は新生・増数する傾向にあるが加齢に伴い症状は軽快し，予後は一般に良好である．プレクチン遺伝子異常，BP230 遺伝子異常は劣性遺伝形式をとり，前者では経過とともに筋ジストロフィー症状を合併する．

　結合部型はプレクチンや BP230 と細胞内で結合しつつ，細胞膜を貫通して基底膜と連結する $\alpha6\beta4$ インテグリンおよびⅩⅦ型コラーゲンの遺伝子異常，およびこれらの膜貫通蛋白と基底膜内で結合するラミニン 332 の遺伝子異常により発症する．いずれも劣性遺伝形式をとり全身に水疱を形成し，水疱やびらんの治癒後に皮膚萎縮を残す．$\alpha6\beta4$ インテグリン遺伝子異常では幽門閉鎖を合併し，生後間もなく死に至ることが多い．ⅩⅦ型コラーゲンの遺伝子異常では生命予後は良好

で生殖可能年齢に達し，経過と共に頭頂部の脱毛と歯のエナメル形成不全や爪の発育不全が著明となる（図 2）．ラミニン 332 の遺伝子異常は口囲や鼻腔周囲の肉芽腫性病変を特徴とし，多くは生後 1 年以内に低栄養，敗血症，呼吸不全で死に至る．

　栄養障害型は基底膜内でラミニン 332 と結合しつつ真皮内のⅠ型コラーゲンを縫うようにして基底膜と真皮を連結しているⅦ型コラーゲンの遺伝子異常で発症する．遺伝子変異の種類により優性遺伝形式（優性栄養障害型），劣性遺伝形式（劣性栄養障害型）がある．一般に優性遺伝型は劣性に比べ軽症だが，四肢伸側に多数の水疱を形成し，治癒後は瘢痕を残し爪は変形する．食道狭窄をきたすものもあるが加齢に伴い改善する例もある．劣性遺伝型は全身に水疱，びらん，潰瘍を形成し，潰瘍面積も大きく，潰瘍治癒後に瘢痕や稗粒腫を残す．重症例では指趾は棍棒状に癒着し爪甲は脱

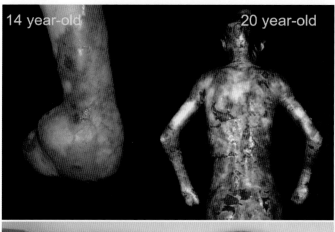

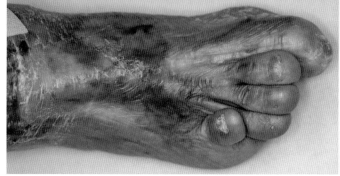

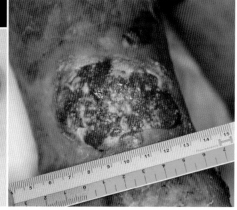

図 3. 劣性栄養障害型表皮水疱症と有棘細胞癌
a：手の棍棒状癒着，全身のびらん，潰瘍，瘢痕
b：足趾の癒着・瘢痕拘縮
c：劣性栄養障害型表皮水疱症患者に生じた有棘細胞癌

落し，開口障害や食道狭窄，嚥下困難による摂食不良，慢性皮膚炎症による鉄利用障害に起因する重度の貧血や脱水を起こし，稀に心臓疾患（心肥大，肥大型心筋症），腎疾患（アミロイドーシス，糸球体腎炎）を合併する．加齢によっても症状は軽快せず，慢性的に繰り返す難治性炎症性皮膚潰瘍や瘢痕は有棘細胞癌の発生母地になりやすい[5]（図3）．発生の原因としては血行が乏しく創傷治癒の遅い瘢痕面上に慢性的に炎症性のびらん，潰瘍を形成し，瘢痕組織内の弾力線維の変性や潰瘍辺縁の再生上皮に変異を生じることが挙げられる．予後不良な要因としてはⅦ型コラーゲン遺伝子の変異により基底板と真皮間との接合において最も重要な役割を果たしている係留線維が不完全もしくは完全に欠損しているため基底板が不安定で腫瘍細胞が深部へ浸潤しやすく，瘢痕組織では immunologically privileged site（局所の免疫抑制

状態）が生じているためリンパ節転移や遠隔転移をきたしやすいという説がある[6]．また瘢痕組織では，樹状細胞などを介する局所免疫や全身免疫への介在器官であるリンパ管などが破綻しているため，瘢痕組織内に存在する腫瘍細胞は免疫機構に認識されないまま増殖する．劣性重症汎発型では加齢とともに有棘細胞癌の発生率は上昇し35歳までに67.8%，45歳までに80.2%，55歳までに90.1%に上り，これは高頻度に皮膚癌を発症することで知られている遺伝性光線過敏症である色素性乾皮症に匹敵する．さらに少なくとも1つ以上の有棘細胞癌を発症した患者の死亡リスクは35歳までに38.7%，45歳までに70%，55歳までに78.7%で，積極的な外科的治療にも関わらず，罹患患者の80%が転移性有棘細胞癌により死亡する[5]．一般の皮膚有棘細胞癌の5年生存率は77.7%，熱傷瘢痕癌61.0%であり[7]，健常人で発

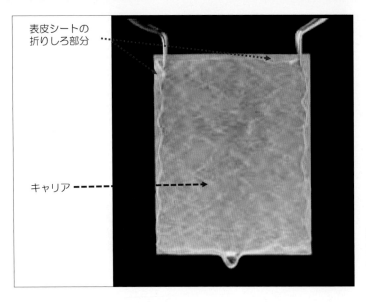

表皮シートの
折りしろ部分

キャリア

図 4.
自家培養表皮シート　ジェイス®
(株)J-TEC より提供

症した有棘細胞癌と比べ有意に低い.

　キンドラー症候群は劣性遺伝形式でインテグリン接着受容体を介し，細胞内アクチン線維と細胞マトリックスの相互作用に重要な役割を果たすとされる fermitin family homolog 1 protein(FFH1)をコードするキンドリン 1 遺伝子の変異によって発症する．四肢末梢に生じる水疱(表皮基底細胞内や表皮直下など，いずれのレベルでも裂隙を形成する)，手指・足趾の水かき様癒着，瘢痕，光線過敏，全身皮膚の萎縮，色素沈着や色素脱失，毛細血管拡張などの進行性の多型皮膚萎縮，歯肉炎などの粘膜症状を特徴とする[8)9)]．水疱形成は年齢に伴い軽快，もしくは生涯を通じてほとんど出現しない場合もある．キンドラー症候群も劣性栄養障害型と同様に加齢に伴い皮膚癌(有棘細胞癌)の発生率は上昇し，その発生率は 60 歳以上の患者で66.7%と高く，罹患患者の 53.8%は遠隔転移をきたす[10)]．

　本疾患は遺伝性疾患であるためこれまで根治的治療はなく，一般的な治療として，① 水疱がある時は拡大を防ぐために針で穿刺(針先で潰瘍，びらん面に傷をつけないよう針の向きは水疱蓋に対し垂直方向ではなく水平に)し水疱内容液を出す，② 上皮化促進と疼痛軽減ため感染徴候のない水疱蓋は残す，③ 創部の消毒は原則的に不要で流水で(石鹸)洗浄し清潔を保つ，④ 外用療法，⑤ 適度

な粘着力があり表皮を痛めずに剝がすことのできる創傷被覆材を貼付するといった対症療法が行われている．また手指の癒着に対しては癒着部の切離や屈曲拘縮の解除などの外科的手術や植皮術が行われているが，癒着は再び進行するため外科的治療を繰り返すことになる.

自家培養表皮「ジェイス®」について

　2019 年 7 月，接合部型および栄養障害型表皮水疱症患者の 4 週間程度持続しているびらん，潰瘍，または潰瘍化と再上皮化を繰り返すびらん，潰瘍に対し自家培養表皮「ジェイス®」((株)J-TEC 製)(図 4)が本邦で保険治療として認可された．本製品は患者自身の皮膚から細胞培養により製造する移植用表皮シートで，適用対象として 2007 年に広範囲重症熱傷が製造販売の承認を受けた国内初の再生医療等製品で，2009 年 1 月に広範囲重症熱傷，2016 年 12 月に先天性巨大色素性母斑に保険収載された．再発性および難治性びらん，潰瘍部に本製品を移植し上皮化させることを目的としていて，感染症(梅毒，B 型・C 型肝炎ウイルス，成人 T 細胞白血病ウイルス，AIDS ウイルス)が陰性であることが前提条件になっている．移植回数や移植予定部の面積にもよるが，びらん，潰瘍，瘢痕など肉眼的に病変を含まない，一見正常様の皮膚組織を 2 cm^2 程度(最低 1 cm^2 以上)，全層で採取

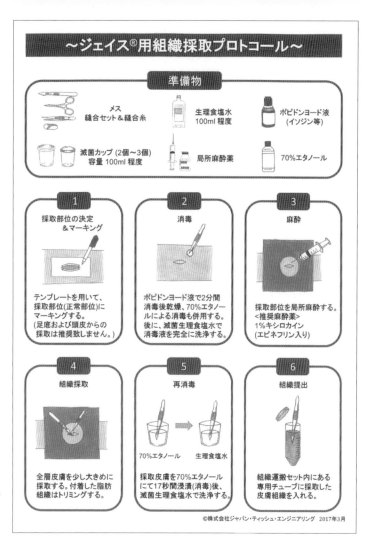

図 5.
ジェイス® 用組織採取プロトコール
(株)J-TEC より提供

し(皮膚採取の手順は組織採取プロトコール(図5：(株)J-TEC より提供)に沿って行う)，分離した表皮細胞を J-TEC で 4 週間かけて培養し，1 枚あたり 8 cm×10 cm(80 cm²)程度の表皮シートに形成して使用する．ただし，表皮水疱症患者に対してジェイス® を移植する場合，遺伝子変異そのものは治療していないため根治的治療ではなく，あくまでびらん，潰瘍面積を減らす一時的な治療となる．皮膚は本来，様々な外的刺激から人体を守るバリアとして機能しているが，表皮水疱症患者は長期に亘る身体各所の皮膚欠損により皮膚バリア機能は障害され，電解質異常や細菌感染による敗血症などにより生命の危機にさらされ，場合によっては死に至る．また難治性皮膚潰瘍やびらんや潰瘍を有する瘢痕局面を放置することは将来

的に有棘細胞癌の発症リスクを増加させるため，たとえ部分的，一時的な上皮化であったとしてもジェイス® は患者本人の生体由来の創傷被覆材として，びらん，潰瘍面を縮小させ，浸出液を減らすことにより呼吸循環動態を大きく改善し，さらに感染リスクや疼痛を軽減し，発癌リスクを下げ，患者の全身症状や予後の改善，QOL(Quality of Life)の向上が期待できる．

　ジェイス® の保険償還価格は，① 採取・培養キット：4,460,000 円，② 調整・移植キット：154,000 円/枚＋D417 組織試験採取(1. 皮膚)500点(6 歳未満では乳児加算として 100 点)＋K014 皮膚移植術(生体・培養)6,110 点であり，必要事項として診療情報明細書に症状詳記を添付する必要がある．算定限度は一連の治療計画につき同一箇

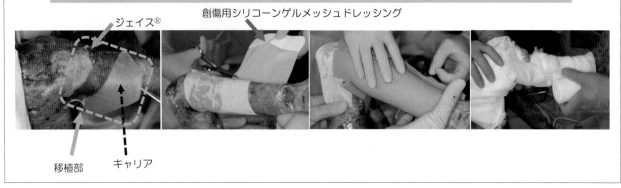

包帯
乾ガーゼ
ソフトシリコン・ポリウレタンフォーム
抗菌性ソフトシリコン・ポリウレタンフォーム
創傷用シリコーンゲルメッシュドレッシングまたはソフトシリコン・コンタクトレイヤー
自家培養表皮シート：ジェイス®
移植床

創傷用シリコーンゲルメッシュドレッシング

ジェイス®

移植部　　キャリア

図 6. 培養表皮移植固定法

所に対する移植は3回，計50枚が限度で，同一箇所に対して2回以上移植した場合は，① 医学的理由，② 移植箇所，③ 移植回数を，診療録および診療情報明細書の摘要欄に記載する．算定時の注意として，① 採取・培養キット（組織運搬セット）は一連の治療計画の初回治療月に1回限り算定可能で，② 複数回治療予定の場合は一連の治療の内容として，a：治療開始年月および治療終了予定年月，b：治療間隔および回数を摘要欄に記載する必要がある．

　実際の移植時の注意事項としては，① 細胞障害性のある薬液や消毒液（エタノール，グルコン酸クロルヘキシジン，ポビドンヨードなど）の使用や抗生物質の使用は表皮細胞シートの生着に影響を与える可能性があるため，使用した場合は移植時にこれらの薬剤が残留しないよう生理食塩水などで移植部を十分に洗い流す，②1つの大きな潰瘍面に複数枚移植する場合は，表皮シートの四辺が重なるように隙間なく並べることなどが挙げら

れる．

　我々が実際に行った表皮シート移植の手順を記す（図6）．鎮静下に，① 洗浄剤を用い全身皮膚を洗浄し，温めた生理食塩水で十分に洗い流した．② 滅菌済み鑷子を両手に持ち，キャリアとともに細胞シートを容器から持ち上げ，移植床との間に気泡が生じないようにびらん，潰瘍面に静置した．キャリアに折り上げてある折りしろ部分を広げ，シートがずれないよう注意しながらキャリアを取り除いた．③ びらん，潰瘍面と表皮シートの間に気泡が生じた際は細胞シートの片側を持ち上げて再度静置するか，18 G 注射針で穿刺，もしく注射針を細胞シート面上に平行にスライドさせ気泡を押し出し移植床に密着させた．④ 移植後，軟膏は塗布せず移植部やその周囲のびらん・潰瘍面を含めドレナージ効果に優れる非固着性の創傷用シリコーンゲルメッシュドレッシング（エスアイエイド®・メッシュ）を貼付した．⑤ 移植部は抗菌性ソフトシリコン・ポリウレタンフォーム（メピ

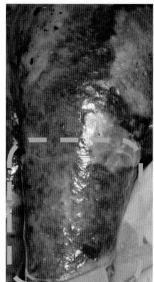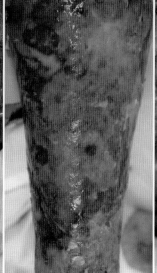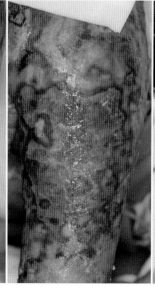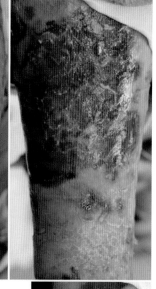

a | b | c | d
　　　　| e

図 7.
移植後臨床経過(オレンジ破線部分：ジェイス® 移植部)
　a：移植日
　b：移植後 3 日
　c：5 週
　d：10 週
　e：28 週

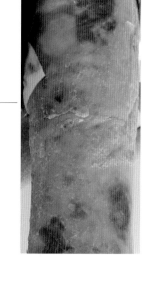

レックス® Ag)を，さらに移植部外も含めてソフトシリコン・ポリウレタンフォーム(メピレックス®)の順で覆い，厚めの乾ガーゼ，包帯で圧迫固定した．移植後は創部の安静を目的として空気流動ベッドを使用し，移植後 2 週間，入院管理した．移植後 3 日目に初めてシリコーンゲルメッシュドレッシングを含め開創し，移植部を含め生理食塩水で流水洗浄し，移植日と同様の処置を移植後 3 週目まで(2 週目の処置後に退院し 3 週目は自宅で)週 2 回のペースで行い，4 週目以降は移植前と同様に自宅での隔日処置を継続した．現在，移植後 8 か月経過するが，有害事象なく良好な経過を得ている(図 7)．

表皮シート作成時の皮膚採取部のように表皮水疱症の患者の中には部分的に水疱を作らない，一見，正常様の皮膚が存在する場合がある．近年，遺伝子異常による皮膚疾患において，正常様の皮膚を採取し解析すると，一部の細胞でその遺伝子異常が正常化し，正常な表皮細胞が含まれている(復帰変異モザイク)ことが報告された[11]．復帰変異モザイク(Revertant mosaicism；RM)は先天性疾患において病原性のある遺伝子変異の一部が後天的に正常(もしくは，ほぼ正常)に自然修復する現象で「自然の遺伝子治療」として，皮膚科領域では表皮水疱症や魚鱗癬[12]，それ以外に Fanconi 貧血，原発性免疫不全症，Duchenne 型筋ジストロフィーでも報告がある[13]~[15]．主な発生機序として体細胞分裂時の相同組み換えが考えられ，疾患遺伝子が相同組み換えにより交叉した結果，① 正常遺伝子をもつアレル，② 1 つの染色体上に 2 か所の変異を持つアレルが生じ，① が正常な蛋白を産生する．

したがって，生検組織で解析により復帰変異モザイクが確認できた部より表皮シート作成のための皮膚を採取し，これをもとに表皮シートを作成し全身のびらん・潰瘍面に移植し，生着・上皮化すれば，移植後はびらん・潰瘍のないいわゆる健常人同様の皮膚状態を保つことができる可能性がある．また，手指足趾の癒着に対する瘢痕拘縮解除術や植皮術を行う際に，この表皮シートを用いることにより手指足趾の再癒着を防ぐことができ，皮膚に関しては患者の QOL は飛躍的に向上し，根本的な治療になり得る．

課題としては，① 培養表皮自体が高コストであること，② 表皮水疱症患者では健常人と比べ一般的に角化細胞の増殖が悪い場合が多く，うまく培養できない，培養できても継代を繰り返すうちに増殖が悪くなること，③ 皮膚採取から表皮シート作成までにおよそ 4 週間の時間を要すること，④ 表皮シートはあくまで皮膚表面の病変に対する治療であること，⑤ 陰股部や殿部，頸部，関節部など，圧迫固定がしにくく安静を保てない部や汚染しやすい部への有効な表皮シート移植法・固定法の確立，⑥ 簡便・確実で患者にとって侵襲の少ない復帰変異モザイク部の検出法，などが挙げられる．

表皮水疱症に対する自家培養表皮シート移植の保険適用後第 1 例の移植経験を背景として，その臨床的意義と今後の課題について述べた．表皮水疱症を適応に持つ国内初の再生医療等製品（ジェイス®）の出現は，リバータントモザイク組織を利用した natural gene therapy という新しい概念を難病治療に導入したという点においても極めて画期的である．既に国内の複数の医療施設で重症劣性栄養障害型表皮水疱症患者に対する自家培養表皮シート移植が実施されつつある．リバータント皮膚同定の困難性が今後の課題であるが，自家培養表皮シート移植技術と表皮幹細胞遺伝子治療技術の組み合わせにより，近い将来に表皮水疱症の根治的治療が可能になると期待する．

参考文献

1) 清水　宏：14 章水疱症・膿疱症．あたらしい皮膚科学．238，中山書店，2018.
　　Summary　表皮水疱症のわかりやすい総説であり，初心者には必読の書籍．
2) Tamai, K., et al.：Molecular therapies for heritable blistering diseases. Trends Mol Med. **15**：285-292, 2009.
3) Fine, J. D., et al.：The classification of inherited epidermolysis bullosa（EB）：Report of the Third International Consensus Meeting on Diagnosis and classification of EB. J Am Acad Dermatol. **58**：931-950. 2008.
　　Summary　表皮水疱症の病型や遺伝形式についての新国際診断基準についての報告．
4) 玉井克人：表皮水疱症の再生医療と遺伝子治療．皮膚病診療．**41**：7-12，2019.
　　Summary　表皮水疱症の再生医療および遺伝子治療の開発状況についての解説．
5) Fine, J. D., et al.：Epidermolysis bullosa and the risk of life-threatening cancers：The National EB Registry experience, 1986-2006. J Am Acad Dermatol. **60**：203-211, 2009.
　　Summary　1986 年 9 月～2002 年 4 月に National EB Registry（NEBR）に登録された 3,280 名の表皮水疱症患者についての皮膚癌合併リスクや死亡率などについての解析．
6) South, A. P., O'Toole, E. A.：Understanding the pathogenesis of recessive dystrophic epidermolysis bullosa squamous cell carcinoma. Dermatol Clin. **28**：171-178, 2010.
　　Summary　劣性栄養障害型表皮水疱症患者に合併した有棘細胞癌の特徴についての報告．
7) 岩崎泰政ほか：熱傷瘢痕癌の治療経験．西日本皮膚科．**57**：483-489，1995.
8) Ohashi, A., et al.：A case of Kindler syndrome with severe esophageal stenosis. Int J Dermatol. **54**：e106-e108, 2015.
9) Saleva, M., et al.：Natural history of Kindler syndrome and propensity for skin cancer—case report and literature review. J Dtsch Dermatol Ges. **16**：338-341, 2018.
　　Summary　手背と口唇に進行性の皮膚癌（有棘細胞癌）を発症したキンドラー症候群の症例報告と最新の文献についてのまとめ．
10) Guerrero-Aspizua, S., et al.：Assessment of the risk and characterization of non-melanoma skin

cancer in Kindler syndrome：study of a series of 91 patients. Orphanet J Rare Dis. **24**：183-197, 2019.
Summary　キンドラー症候群患者に合併した皮膚癌91例についてのまとめ.

11) Jonkman, M. F., Pasmooij, A. M.：Revertant mosaicism-patchwork in the skin. N Engl J Med. **16**：1680-1682, 2009.

12) Nomura, T.：Recombination-induced revertant mosaicism in ichtyosis with confetti and loricrin keratoderma. J Dermatol Sci. **97**：94-100, 2020.
Summary　魚鱗癬についての復帰変異モザイク
の分子メカニズムと治療応用について.

13) Mankad, A., et al.：Natural gene therapy in monozygotic twins with Fanconi anemia. Blood. **107**：3084-3090, 2006.

14) Wada, T.：Revertant somatic mosaicism in primary immunodeficiency diseases. Jpn J Clin Immunol. **37**：447-453, 2014.

15) Winnard, A. V., et al.：Frameshift deletions of exon 3-7 and revertant fibers in Duchenne muscular dystrophy：mechanisms of dystrophin production. Am J Hum Genet. **56**：158-166, 1995.

書評

美容外科手術
―合併症と対策―

著：酒井　成身（国際医療福祉大学三田病院形成外科　元教授）
　　酒井　成貴（慶應義塾大学医学部形成外科　助教）

評者　貴志　和生（慶應義塾大学医学部形成外科学教室　教授）

　酒井成身先生・成貴先生の共著による美容外科全般に対する手術法とその合併症と対策をまとめ上げた教科書である．酒井成身先生は，ライフワークとして乳房再建と眼瞼の手術を行ってこられたため，眼瞼と乳房手術について特に詳細に記述されているが，それ以外にもこれまでに幅広く手掛けてこられた美容外科手術全般について記載されてある．本書を読むと，美容外科は形成外科の一部であり，形成外科の延長線上にあるということを，改めて認識させられる．

　本書はサブタイトルに「合併症と対策」とつけられている．美容外科は自費診療となるが，保険診療と自費診療で大きな違いは，自費診療になると患者の目指す満足度の閾値が格段に高くなり，それゆえ手術がうまくゆかなかった時の対価は大きい．もちろん合併症がない手術はありえないとしても，美容外科手術で恐ろしいのは，その合併症に対して，適切に対応できないことである．それゆえ，手術前の説明では，考えられるすべてのことをお話しして，手術に臨むが，それでも起きてしまった合併症に対して，確実なリカバリーショットを持っていることがどれほど強みになることか．これはすなわち，昨今問題となっている美容医療のトラブルをできるだけ回避する方法を提示しているに相違ない．言い換えれば，形成外科を修練したものでなければ，美容外科を行うべきではない，ということを提示しているのに等しい．ただ，形成外科を修練するとはいっても，各施設によっても症例や教育によってもいろいろばらつきはあるだろうと思われる．本書は，美容外科全般にわたっての広い範囲に対して，決して特殊でなく，一般的な内容で，しかも学問に根差して判りやすく解説されている．

　読んでいると見た目が優しいお二人の外見とは違った，厳しい冬山の絶壁を登るような，凛とした教えが伝わってくる．よく，形成外科の親子鷹としてマスコミにも取り上げられる二人である．共著ではあるが，成身先生が，成貴先生にこうやって指導し，美容外科を伝授してこられたんだなという姿が目に浮かぶようである．美容外科を行う人必見の名著である．

美容外科手術
―合併症と対策―

著：酒井　成身（国際医療福祉大学三田病院形成外科　元教授）
　　酒井　成貴（慶應義塾大学医学部形成外科　助教）

ハードカバー A4 判　296 頁　定価（本体価格 20,000 円＋税）
ISBN：978-4-86519-271-1 C3047
発　行：全日本病院出版会

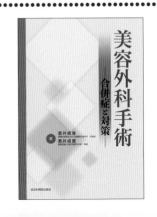

PEPARS No.163：27-34, 2020

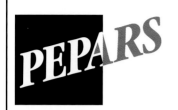

◆特集／人工真皮・培養表皮　どう使う，どう生かす

自家培養表皮の展開：
メラノサイトを保持した自家培養表皮を用いた尋常性白斑の治療

鳥山和宏[*1]　　加藤裕史[*2]　　井家益和[*3]

Key Words：尋常性白斑(vitiligo)，メラノサイトを保持した自家培養表皮(cultured epidermal autograft bearing melanocytes)，再色素沈着(repigmentation)，ケラチノサイト(keratinocyte)，メラノサイト(melanocyte)

Abstract　　尋常性白斑は後天性にメラノサイトが消失して白斑が生じる疾患である．ステロイド外用，光線療法が第1選択となる．一方，これらの治療で軽快が困難で，かつ，白斑の状態が安定している場合には外科的治療の適応となる．外科的治療では，病変の白斑部を炭酸ガスレーザーなどで削皮後に，メラノサイトを有する組織移植あるいは細胞移植が行われる．本稿ではメラノサイトを保持した自家培養表皮(以下，新型自家培養表皮)の尋常性白斑への臨床応用について記述する．新型自家培養表皮は，通常のジェイス®とは異なり，メラノサイトが豊富に含まれている．この新型自家培養表皮を移植すると術後1週間程度で上皮化し，術後3か月ごろから再色素沈着が得られる．特に，小さな皮膚片から広範囲の尋常性白斑の治療が可能で，ジェイス®と同様に取り扱いができ，色むらが少ないのが特徴である．一方で，コストが高く製造までに時間を要する欠点がある．

尋常性白斑の治療

1．皮膚とメラノサイト

メラノサイトは正常皮膚において表皮基底層に存在し，ケラチノサイトにメラニン色素を供与している．また，毛根のバルジ領域のニッチには色素幹細胞が存在して，光線刺激などで分化・遊走しメラノサイトとして表皮に移動してくる(図1)[1]．また，皮膚の色調はこのメラニン色素と血液中のヘモグロビンの赤色の組み合わせで決まると言われている．

*1 Kazuhiro TORIYAMA，〒467-8602　名古屋市瑞穂区瑞穂町字川澄1番地　名古屋市立大学形成外科，教授
*2 Hiroshi KATO，同大学皮膚科，講師
*3 Masukazu INOIE，〒443-0022　愛知県蒲郡市三谷北通6丁目209番地の1　株式会社ジャパン・ティッシュ・エンジニアリング

2．尋常性白斑

白斑はメラニンの欠乏により白色の斑を呈したもので，その最も多い原因が尋常性白斑で，罹患率は0.5〜1.0%であると言われている[2]．尋常性白斑は，後天性の疾患で，表皮メラノサイトが消失することによって白斑を生じる病態である．また，尋常性白斑は，神経支配領域と関係なく生じる非分節型と，皮膚分節に沿った病変がみられる分節型に分類される．原因は諸説あるが自己免疫説が主流で，特にT細胞とりわけ細胞傷害性キラーCD8陽性T細胞が主役である[3]．また，心理社会的には，白斑が顔面や手のなどの露出部にあると劣等感の原因になることがあり，繊細な精神的なサポートも必要となる[2]．

3．内科的治療

白斑の治療は，メラノサイトの増殖や遊走の促進，(外科的治療による)移植により再色素沈着をさせる治療である[1]．まずは内科的なアプローチが選択される．具体的には，ステロイド外用が広

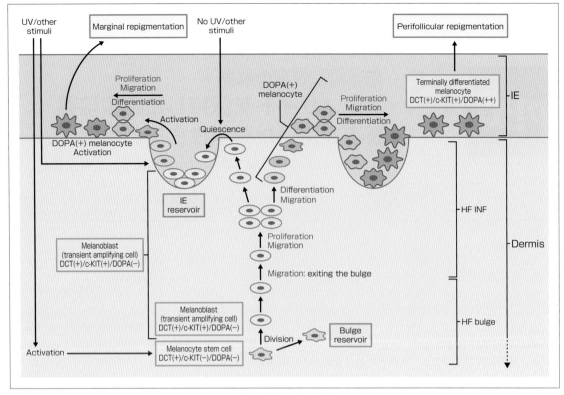

図 1. 再色素沈着経路の作業モデル

（図 1 から改変して引用）

範囲でない限り第 1 選択となる．ステロイドの抗炎症作用や免疫調整作用から効果が期待されるが，皮膚萎縮などの長期ステロイド外用の副作用に注意しながら使用期間を限って治療を進めることが重要である[2]．次は活性型ビタミン D_3 や免疫抑制剤の外用である．活性型ビタミン D_3 外用では，しばしば光線療法が併用される．その光線療法は，PUVA 療法，ナローバンド UVB 療法，エキシマレーザー/ライト療法があり，ナローバンド UVB 療法が現在では第 1 選択となる[2]．光線療法では，メラノサイト/メラノサイトブラストを刺激して，主に毛包周囲と病変境界部で再色素沈着が起こるが[1)4]，まだら模様の色素再生パターンのまま頭打ちになること，周囲皮膚の色が濃くなりすぎコントラストのついた状態になることが少なくない．

4．外科的治療

外科的治療は，ガイドライン[2]上，内科的治療に抵抗性で，1 年以上病態に進行のない症例に対して，整容上問題となる部位のみに行うことが推奨されている．この外科的治療は，主にメラノサイトを患部に移植する治療である．移植する単位により「組織移植」と「細胞移植」に大別される．「組織移植」には分層植皮術，吸引水疱蓋移植，ミニグラフトなどがあり，「細胞移植」には非培養表皮細胞浮遊液移植，非培養外毛根鞘抽出細胞浮遊液移植と自家培養表皮移植などがある（表 1）．

A．分層植皮術

分層植皮術は，薄目分層植皮をシート状に移植する方法で，比較的な広範囲の移植ができることや再色素沈着がよいことが利点である．一方，移植部と同じ面積の採皮部が必要であること，移植部と非移植部の境界が目立つことなどが欠点である．塚本ら[5]は，白斑部を超音波メスで削り細切した分層植皮を移植すると，術後 1 か月で植皮片は脱落し術後 2 か月で再色素沈着が進んでくるとの良好な結果を報告している．

表 1. 各種の外科的治療の利点と欠点

		利 点	欠 点
組織移植	分層植皮術	比較的広範囲の移植が可能 色素再生力が強い 均一な着色が可能	移植部と採皮部の面積が同じ 移植部と非移植部の境界が目立ちやすい
	吸引水疱蓋移植	移植部の境界が目立たない 限局型に適している	色素沈着が起こりやすい 移植できる大きさの制限 採取までに時間を要する
	ミニグラフト	移植片からの色素の拡張がよい 手軽にできる 個々の採取部は小さい	敷石状になりやすい 移植部や採皮部が肥厚性瘢痕になりやすい 広範囲に行うには時間を要する
細胞移植	非培養表皮細胞浮遊液移植	小さな分層植皮片から作製できる 作製キットがある 比較的広範囲の治療ができる	作製に時間がかかる ドナー・移植床の面積比を上げると再色素沈着が悪くなる
	非培養外毛根鞘抽出細胞浮遊液移植	最もメラノサイトが豊富な浮遊液 比較的広範囲の治療ができる	毛包単位抽出法(FUE)が必要 作製に時間がかかる 単離装置が必要
	メラノサイトを保持した自家培養表皮移植	広範囲の移植が可能 均一な着色が可能 採皮部が小さい	培養期間が必要 培養にコストがかかる 限られた施設

B．吸引水疱蓋移植

吸引水疱蓋移植は，皮膚表面に持続的に陰圧を加えて水疱を作成し，その水疱蓋の表皮部分を移植する方法である．いわゆる，表皮皮膚移植(epidermal skin grafting)にあたる．移植部の境界は目立たず整容的に良好である．しかし，移植できる大きさに制限があること，作成に少し時間がかかることなどの欠点がある[6]．

C．ミニグラフト

ミニグラフトは，生検トレパン™などを用いて健常部から直径 1 mm の全層皮膚片を採取して，病変部に点状に移植する方法である．限局した範囲では手軽に行うことができ，各移植片から周囲への色素の拡張がよい．一方で，移植した部分が敷石状になりやすいことや採皮の跡が肥厚性瘢痕になりやすい欠点がある．高田ら[7]はミニグラフトの採皮部に術前に紫外線照射をすることで，また，加藤ら[8]は光線療法とミニグラフトの併用療法で，再色素沈着が向上されることを示した．

D．非培養表皮細胞浮遊液移植

非培養表皮細胞浮遊液は，小さな分層皮膚をトリプシン処理し表皮を分離後に細かく細切し，遠心してメラノサイトがリッチな分画を選択したもので，創面に播種することで移植する．採皮した面積の10倍の面積が移植でき，世界的に標準術式となっている[9]．また，同細胞浮遊液移植と吸引水疱蓋移植との比較では，両者とも良好な結果であったが，同細胞浮遊液移植がより再色素沈着がよかった[6]．また，非培養表皮細胞浮遊液は，ReCell®(Avita Medical，米国)というキットを使用し手術室内のテーブルの上で作成できる．ただし，浮遊液の最終的な選別方法はフィルターを使用している．Mulekar ら[10]は，ReCell®での表皮細胞浮遊液と従来の(非培養)表皮細胞浮遊液を比較して，ReCell®を使用した表皮細胞浮遊液移植も良好な結果であったと述べている．

E．非培養外毛根鞘抽出細胞浮遊液移植

非培養外毛根鞘抽出細胞浮遊液は，毛根のバルジ領域には色素幹細胞が存在することから[1]，毛包単位抽出法(follicular unit extraction；FUE)で得た外毛根鞘を酵素処理して収集した浮遊液である[11]．理論的に，メラノサイト・メラノブラストを多く含んでいることから再色素沈着がよいと考えられる．非培養外毛根鞘細胞抽出浮遊液移植と非培養表皮細胞浮遊液移植との比較試験では，両者は同等の再色素沈着が認められた[12]．さらに最近ではこれらの各種細胞浮遊液の組み合わせが検討されている[13]．

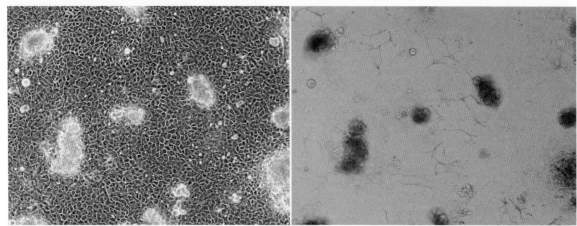

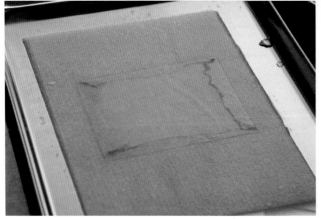

a | b
c |

図 2.
メラノサイトを保持した自家培養表皮
　a：重層化した自家培養表皮(位相差像). 敷石
　　　状になったケラチノサイトが一面に見える.
　b：樹枝状に見えるメラノサイト(明視野像).
　c：剝離され医療用不織布に折り返された培養
　　　表皮シート. 肉眼で茶色に見える.
(J-TEC　提供)

自家培養表皮

1．自家培養表皮 ジェイス®

　ジェイス®は, Green 法[14]を用いて株式会社ジャパン・ティッシュ・エンジニアリング(J-TEC, 蒲郡)により提供されている自家培養表皮である. Green 法[14]は, 放射線照射やマイトマイシン C 処理によって増殖能を阻害したマウス 3T3-J2 細胞を, トリプシンで消化した皮膚の細胞懸濁液と共培養することによって, ケラチノサイトを選択的に増殖させる方法である[15]. この 3T3-J2 細胞が feeder layer であり, 増殖因子や接着分子を供給することで, 最終的に, 重層化した細胞シートができる(図 2-a). このシートの培養フラスコに接した部位には未分化なケラチノサイトが存在し, 増殖・分化して有棘層に移行している. また, 真皮に深く侵入している毛包の周囲がケラチノサイトで覆われていること, また毛包バルジ付近に幹細胞ニッチがあることから, 幹細胞を含むケラチ

ノサイトを回収するために, 脂肪を付着した全層植皮片を培養のためのサンプルとしている[15].

　ジェイス®は, 現在, 重症熱傷, 巨大色素性母斑, 表皮水疱症に対して保険適用となっている(他項参照). 自家培養表皮移植は, 小さな皮膚の採取で広範囲の白斑の治療が可能である. しかし, 費用が高く, 皮膚の採取から製品ができるまで数週間を要し, 疾患によっては限られた施設でしか治療が受けられないことが欠点である.

2．メラノサイトを保持した自家培養表皮

　Green の培養法[14]では, 初代培養からメラノサイトの増殖速度に合わせて継代培養を行うと, ケラチノサイトの中にメラノサイトが維持された培養が可能である. また Green 法ではケラチノサイトの細胞間結合が発達し, その間を縫うようにメラノサイトの樹枝状突起が伸展する[15](図 2-b). このメラノサイトが維持された自家培養表皮は, ジェイス®と区別して, メラノサイトを保持した自家培養表皮(以下, 新型自家培養表皮)と呼称さ

表 2. 各種の削皮術の利点と欠点

	利　点	欠　点
高速グラインダー	比較的小型の装置 世界的によく普及している コストが安い	手加減で深さが変わりやすい 均一な深さになりにくい
炭酸ガスレーザー	深さが厳密に制御できる 簡便である	装置の購入費がかかる 個々の照射の重なりにコツ・慣れが必要
超音波メス	表皮だけ削れる 入り込んだ形でも細かく削れる 出血しない	装置の購入費がかかる 装置の組み立てに時間がかかる 照射の手技によりむらが生じる 広範囲には不向き
水圧式ナイフ	熱損傷がない 出血しない 深さの調節できる 表皮が速やかに除去され創が観察しやすい	装置の購入とディスポの部分に費用がかかる

れている．Pianigiani ら[16]は，この新型自家培養表皮を，ケラチノサイトとメラノサイトの生理的なバランスを維持してできた organoid epidermal cultures であると述べる．

ケラチノサイトとフラスコ面の間のヘミデスモソームを選択的に酵素処理すると，細胞シートとして剥離でき，医療用不織布をキャリアに移植できる[15]．また，この新型自家培養表皮にはメラノサイトは約 3,000 cells/cm^{2}含有されていて[15]，自家培養表皮のシートの色調が肉眼で茶色に見えることがある(図 2-c)．取り扱い自体は，ジェイス®と全く同じである．また，新型自家培養表皮の移植後は，基底膜が形成されるとともに角質層が発達する移植 3, 4 週目までは，細胞障害性のある薬剤の使用は避け，愛護的な処置を行うことが肝要であることも同様である[15]．

メラノサイトを保持した自家培養表皮移植

1．削皮術

尋常性白斑の治療では，新型自家培養表皮移植の前に，白斑部の表皮を取り除く必要がある．表皮を取り除く削皮術には，高速グラインダー，炭酸ガスレーザー，超音波メス，水圧式ナイフなどがある(表 2)．削る深さは，表皮が全層で削れる深さ(皮膚表面から表皮突起/真皮乳頭まで)，つまり，削皮する操作で出血する場合には最も細かい点状出血が見られる深さがよいと考えられる．しかし，炭酸ガスレーザーは削皮操作で毛細血管

も止血されるので，出血での確認ができない．これに対して，Lommerts ら[17]は，レーザーで蒸散させる深さ(144 μm と 209 μm)を変えて白斑部を削った場合，両者に有意差はなかったと報告している．

A．高速グラインダー

砥石を回転させて切削する高速グラインダーは，削る深さをコントロールすることがやや難しい．つまり，グラインダーの動きの速さや圧のかけ具体で簡単に深さが変わる．しかし，簡便で装置も小さく，皮膚表面に少し凹凸が場合には削った表面を平らにしやすい利点がある．世界で広くに使用させている．

B．炭酸ガスレーザー

炭酸ガスレーザーは，10,600 nm を中心とする気体レーザーで，皮膚組織中の水分に吸収されて，病変部皮膚組織を限局的に蒸散させる．UniPulse™ COL-1015(株式会社ニデック，蒲郡)では，スキャナーを使用することで皮膚表面を均一な深さで広範囲の治療が可能となった[18]．さらに，ルミナス社の AcuPulse™では，高速スキャナーによる渦巻き状照射パターンにより面状のフォーカス照射ができ，非常に均一な無炭化蒸散が可能となった[19]．また，炭酸ガスレーザーの蒸散する深さ 144 μm における，全表面照射とフラクショナル照射の比較では，全表面照射は移植床作成として有効であるが，フラクショナル照射は無効である[17]．

C．超音波メス

超音波メスは，チップ先端から発せられる超音波振動により組織を選択的に破砕・乳化させながら吸引する装置である．電気メスやレーザーメスに比べて低い温度（100℃前後）で凝固できるため，周囲の組織に対してダメージが少ないことが利点である．特に，白斑に対する利点は，表皮だけ削るので瘢痕になりにくい，入り込んだ形でも細かく削れることである[5]．一方で，欠点は，超音波手術機器がないとできない，機器が高額，大きな範囲を削るには不向きな点である．ソノペット UST-2001™（日本ストライカー株式会社，東京）と CUSA® Excel（インテグラ株式会社，東京）などがある．

D．水圧式ナイフ

水圧式ナイフは，高速の水圧で皮膚を削り取る技術で，主に広範囲熱傷や褥瘡，壊死性筋膜炎などで使用されている．通常は健常な固い組織を温存して柔らかい壊死組織や不良肉芽を取り除く．白斑の場合には，出力を落として白斑部の真皮を温存して表皮を取り除くことができる[20]．バーサジェット™Ⅱ（スミス・アンド・ネフュー株式会社，東京）がある．

2．移　植

白斑部を削皮した後は，生理食塩水を浸したガーゼで創面の乾燥を防ぐ．また，自家培養表皮の移植中は，手術室の無影燈の使用を避けて，培養表皮シートを乾燥させないようにする．自家培養表皮シートを削皮部より一回り大きめに移植して，非固着ガーゼ（エスアイ・メッシュ™，ウルゴチュール®，アダプティック®など）を当て，適宜ナイロン糸などでキルティング固定する[19]．その上から，さばいたガーゼを重ね，タイ・オーバーなどで固定する．さらに，睡眠中に創部を安静に保つために，上層ガーゼをのせてフィルムを貼る．

3．術後のケア

術後はガーゼのずれや創部感染がないか観察しながら，タイ・オーバーの上層ガーゼを交換する．術後1週間で，タイ・オーバーを除去する．その後は再度非固着ガーゼでもう1週間保護したあとに，洗顔などを許可する．移植後3か月までは擦れて色素がとれることがあるので注意が必要である．必要に応じてかゆみ止めの内服を処方する．術後1か月～2か月ごろに，創部の赤さが目立つことがある．この場合には適宜エキザルベ®軟膏やロコイド®軟膏を塗布する．また，創部の発赤が軽減したころから，朝・夕方に5～10分程度の日光浴を奨励している[18]．

4．術後評価

術後1年で色素の状態を写真で判定している．再色素沈着率の計測には，3D カメラ VECTRA® H1 および画像解析ソフト VAM version5.5.7 を使用している．同ソフトでは，各面積を複数のドッドで囲んで指定すると，白斑の面積と再色素沈着した面積が計測され，その比から再色素沈着率を計算できる．

症　例

20歳，女性．顔面尋常性白斑

近医にてステロイド軟膏，光線療法の治療を受けたが軽快せず，当科紹介となった（図3-a）．部分麻酔下で白斑部分を炭酸ガスレーザー UniPulse™ COL-1015 にて削皮して（図3-b），新型自家培養表皮を移植した．術後1週間で新型自家培養表皮の生着は良好で（図3-c），術後3か月ごろより日光浴を行った（図3-d）．再色素沈着は術後3か月より確認でき，徐々に濃くなった．術後1年で，ごく一部に白斑部分が残るが周囲皮膚とのカラーマッチは良好である[18]．

今後の展望

最近，尋常性白斑でも，CXCR3 というケモカインレセプターを発現している CD8 細胞がエフェクターとして重要なことがわかり，サイトカイン・ケモカイン阻害薬や JAK 阻害薬などの炎症・免疫抑制剤が新たな治療法として試みられている[3]．さらに，色素幹細胞の解析が進む中で，2019年 iPS 細胞から色素前駆細胞が作成できたと

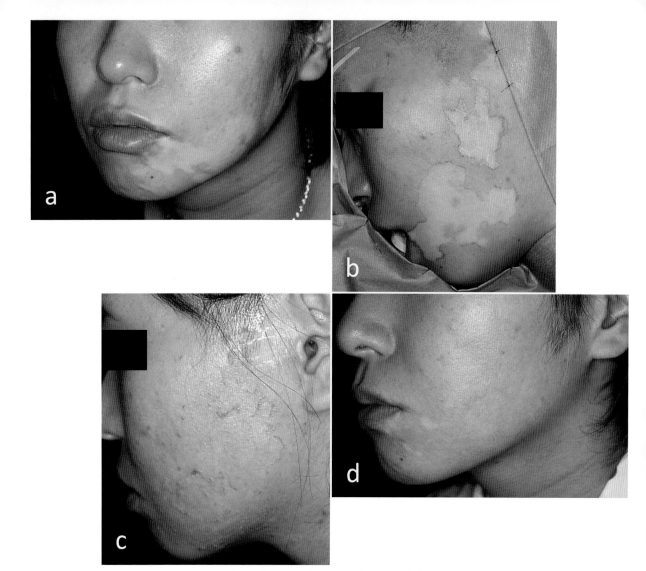

図 3. 症例：20 歳，女性．顔面尋常性白斑
a：術前．左口角から左頬部の分節型尋常性白斑
b：炭酸ガスレーザーを病変部に照射．耳前部は照射部の蒸散後に表皮を除去ずみ．
c：術後 11 日．すべて上皮化している．
d：術後 3 か月．再色素沈着がみられる．

の報告が出た[21]．この色素前駆細胞は，凍結が可能で，培養により 1 週間でメラノサイトができるとの特性があり，新たな白斑の外科的治療として期待される．

　これらの新しい治療法で，新型自家培養表皮の尋常性白斑に対する適応は限定される可能性はある．しかし，ケラチノサイトとメラノサイトによる organoid としての特性を生かし，白皮症などその他の色素異常疾患や改善が困難な瘢痕，難治性皮膚潰瘍などへの応用が期待される．

謝　辞

　本治療のご支援を賜りました名古屋市立大学皮膚科　森田明理氏および株式会社ジャパン・ティッシュ・エンジニアリング　畠　賢一郎氏に深謝いたします．

　また，本稿執筆にあたり，写真の提供および critical review をいただいた株式会社ジャパン・ティッシュ・エンジニアリング　田中朋代氏に深謝いたします．

参考文献

1) Birlea, S. A., et al.：Trends in regenerative medicine：Repigmentation in vitiligo through melanocyte stem cell mobilization. Med Res Rev. **37**：907-935, 2017.
Summary　色素幹細胞を基軸に尋常性白斑の再色素沈着を詳説.

2) 鈴木民夫ほか：尋常性白斑診療ガイドライン. 日皮会誌. **122**：1725-1740, 2012.
Summary　疫学, 診断から治療までの尋常性白斑診療を網羅するガイドライン.

3) Solimani, F., et al.：Emerging topical and systemic JAK inhibitors in dermatology. Front Immunol. **10**：1-19, 2019.

4) Hirobe, T., Enami, H.：Activation of melanoblasts and melanocytes after treatment with monochromatic excimer light and narrowband-ultraviolet B of skin of vitiligo patients. Int J Dermatol. **58**：210-217, 2019.

5) 塚本克彦ほか：超音波メスで手術治療した分節型尋常性白斑. 皮膚病診療. **40**：59-62, 2018.
Summary　分層植皮片を一時的に生着させてメラノサイトを移植する方法. 結果は良好.

6) Budania, A., et al.：Comparison between autologous noncultured epidermal cell suspension and suction blister epidermal grafting in stable vitiligo：a randomized study. Br J Dermatol. **167**：1295-1301, 2012.
Summary　両者を比較した有名な論文であるが, 両者とも非常に有効である.

7) 高田智也, 佐野栄紀：【皮膚診療スキルアップ 30 ポイント】白斑のスキルアップ　白斑に対する1 mm ミニグラフと　採皮部への術前紫外線照射の有用性について. MB Derma. **203**：85-88, 2013.

8) 加藤裕史：【皮膚科疾患における光線療法の実際】白斑に対する光線療法とミニグラフト併用療法. MB Derma. **234**：33-38, 2015.

9) Mulekar, S. V.：Long-term follow-up study of 142 patients with vitiligo vulgaris treated by autologous, non-cultured melanocyte-keratinocyte cell transplantation. Int J Dermatol. **44**：841-845, 2005.
Summary　多数の症例を長期経過観察した代表論文の1つ.

10) Mulekar, S. V., et al.：Treatment of vitiligo lesions by ReCell® vs. conventional melanocyte-keratinocyte transplantation：a pilot study. Br J Dermatol. **158**：45-49, 2008.

11) Mohanty, S., et al.：Noncultured extracted hair follicle outer root sheath cell suspension for transplantation in vitiligo. Br J Dermatol. **164**：1241-1246, 2011.
Summary　非培養外毛根鞘抽出細胞浮遊液を尋常性白斑に本格的に臨床応用した最初の論文.

12) Singh, C., et al.：Comparison between autologous noncultured extracted hair follicle outer root sheath cell suspension and autologous noncultured epidermal cell suspension in the treatment of stable vitiligo：a randomized study. Br J Dermatol. **169**：287-293, 2013.
Summary　初めての両者を比較した無作為試験.

13) Razmi, M. T., et al.：Combination of follicular and epidermal cell suspension as a novel surgical approach in difficult-to-treat vitiligo. A randomized clinical trial. JAMA Dermatol. **154**：301-308, 2018.

14) Rheinwald, J. G., Green, H.：Serial cultivation of strains of human epidermal keratinocytcs：the formation of keratinizing colonies from single cells. Cell. **6**：331-334, 1975.
Summary　マウス 3T3-J2 細胞を使用し世界で初めてヒトの表皮培養に成功した.

15) 井家益和, 畠賢一郎：ヒト皮膚細胞の採取・培養法. Organ Biology. **22**：57-65, 2015.

16) Pianigiani, E., et al.：Autografts and cultured epidermis in the treatment of vitiligo. Clin Dermatol. **23**：424-429, 2005.

17) Lommerts, J. E., et al.：Autologous cell suspension grafting in segmental vitiligo and piebaldism：a randomized controlled trial comparing full surface and fractional CO_2 laser recipient-site preparations. Br J Dermatol. **177**：1293-1298, 2017.

18) Toriyama, K., et al.：Combination of short-pulsed CO_2 laser resurfacing and cultured epidermal sheet autografting in the treatment of vitiligo. A preliminary report. Ann Plast Surg. **53**：178-180, 2004.

19) 株式会社日本ルミナス https://lumenis.co.jp/ aesthetics/products/acupulse/

20) 井田夕紀子, 松村　一：【創傷のデブリードマン】特殊なデブリードマン　水圧式ナイフを用いたデブリードマン. 形成外科. **61**：656-661, 2018.

21) Hosaka, C., et al.：Induced pluripotent stem cell-derived melanocyte precursor cells undergoing differentiation into melanocytes. Pigment Cell Melanoma Res. **32**：623-633, 2019.

PEPARS No.163：35-42, 2020

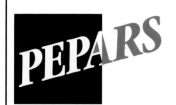

◆特集／人工真皮・培養表皮 どう使う，どう生かす

培養表皮の展開：
同種培養表皮の開発

坂本　道治*

Key Words：同種培養表皮(allogeneic cultured epidermis)，創傷治癒(wound healing)，熱傷(burn)，皮膚潰瘍(skin ulcer)

Abstract　　同種細胞を用いた再生医療は，自家と比べて必要時にすぐに使用でき，安価であるという利点がある反面，拒絶反応や感染症伝播などの問題がある．皮膚の再生医療においては，ドナーの表皮細胞を培養した同種培養表皮やマトリックスに線維芽細胞を播種した同種培養真皮などが報告されている．同種培養表皮の歴史は古く，多くの臨床研究によりその有用性が示されている．永久的な生着はしないが，細胞から分泌される生理活性物質や膜構造そのものの作用により分層採皮創やⅡ度熱傷創・皮膚潰瘍などの治癒を促進する．

　同種培養表皮は，乾燥処理を行っても効果があることが示されており，室温保存が可能で，滅菌処理できるために感染症伝播の危険性を減少させ安全性を高められる利点がある．現在，乾燥同種培養表皮の製品化に向けて開発を進めており，臨床研究をすでに開始し治験準備中である．

自家培養表皮について

　近年，広範囲熱傷や先天性巨大色素性母斑の治療に自家培養表皮「ジェイス®」が用いられている．自家培養表皮の歴史は古く，1975年にGreenらによって表皮細胞の大量培養方法[1]が確立されて以来，その有用性が多数報告されてきた[2]~[4]．日本では2009年より体表面積30％以上の広範囲の重症熱傷に保険適用となり，現在では先天性巨大色素性母斑・栄養障害型表皮水疱症および接合部型表皮水疱症に適用拡大されている．自家培養表皮は，肉芽創面や筋膜上に単独で移植した場合には生着率が安定しないため，広範囲熱傷の治療においては6倍程度の高倍率に拡大したメッシュ植皮と組み合わせて用いるハイブリッド法が行われるよう

になった．この方法では単独使用と比較して良好な創閉鎖が得られ，自家培養表皮の使用が広範囲熱傷の救命率を向上させることが，発売後6年間の市販後調査により明らかとなっている[5]．先天性巨大色素性母斑の治療においては，母斑の病変を全層で切除すると，熱傷の場合と同様に自家培養表皮は単独では生着しにくいため，母斑の表層を分層切除して，真皮がわずかに残存した創面に移植することにより良好な結果が得られる[6][7]．

自家培養表皮の問題点について

　自家培養表皮は，熱傷などが原因で広範囲の皮膚を失った症例にとって，ごくわずかに残存した正常皮膚から全身の皮膚を再建できる可能性を示した画期的な治療法であるが，その生着率の低さや移植後早期の脆弱性が問題である．メッシュ植皮と併用するハイブリッド法を用いると安定した創の上皮化が得られるが，この使用方法では結局のところ植皮のための採皮が必要になり，本来の

* Michiharu SAKAMOTO，〒606-8507　京都市左京区聖護院川原町54　京都大学大学院医学研究科形成外科学，講師

表 1. 世界の同種再生医療製品

製品名	細胞・組織	マトリックス	保存方法	適応症	販売国
Dermagraft	線維芽細胞	吸収性メッシュ（バイクリル）	凍結	糖尿病性潰瘍	アメリカ
Transcyte	線維芽細胞	非吸収性メッシュ（ナイロン）	凍結	熱傷	アメリカ
Apligraf	表皮細胞・線維芽細胞	コラーゲン	新鮮	静脈性潰瘍・糖尿病性潰瘍	アメリカ
Orcel	表皮細胞・線維芽細胞	コラーゲン	新鮮	熱傷	アメリカ
Gintuit	表皮細胞・線維芽細胞	コラーゲン	新鮮	歯肉歯槽病変	アメリカ
Alloderm	真皮	—	乾燥	皮膚潰瘍	アメリカ
EpiFix	羊膜・絨毛膜	—	乾燥	皮膚潰瘍	アメリカ
Grafix	胎盤		凍結	皮膚潰瘍	アメリカ
Kaloderm	表皮細胞	—	凍結	熱傷・糖尿病性潰瘍	韓国
KeraHeal-Allo	表皮細胞	ハイドロゲル	凍結	熱傷	韓国
Activskin	表皮細胞・線維芽細胞	コラーゲン	新鮮	熱傷	中国

培養表皮の利点を損なう．また，メッシュ間隙の上皮化が，移植した自家培養表皮の表皮細胞由来なのか，メッシュ植皮の表皮細胞由来なのかはまだ明確になっていない．加えて非常に高額であることや，製造開始から使用できるまでに3週間を要するため熱傷治療の急性期に使用できないという問題点がある．さらに，自家培養表皮は個々の症例に応じた必要時に製造を行うため，大災害などで同時に多数の症例が発生した場合に，製造施設の対応能力を超えると希望のタイミングで製造・供給できない可能性がある．

同種細胞を用いた皮膚再生について

一方で，同種細胞を用いた皮膚再生についても古くから検討が行われており，自家培養表皮の世界初の臨床応用が報告されたわずか2年後の1983年に，同種培養表皮を深達性II度熱傷創に移植して有効性を示した報告がなされている[8]．同種細胞を用いた再生医療では，自家細胞の場合に比べて，必要時にすぐに使用できることや比較的安価に供給できるという利点がある反面，拒絶反応や感染症伝播の可能性などの問題がある．皮膚の再生医療においては同種培養表皮以外に，コラーゲンゲルやスポンジなどのマトリックスに線維芽細胞を播種し培養した同種培養真皮[9]，これらを組み合わせた同種培養皮膚[10]などが報告されている．皮膚欠損の治療のために免疫抑制剤を使用することは副作用の観点から現実的ではない．そのため，皮膚再生に用いられる同種細胞医療製品は永久的な生着を目指すのではなく，細胞から分泌される生理活性物質などにより創傷治癒を促進する効果を持つ一時的な被覆材として用いられる．ヒアルロン酸とアテロコラーゲンの二層構造のスポンジをマトリックスとし，線維芽細胞を組み込んだ同種培養真皮は，黒柳らによる厚生労働科学再生医療ミレニアムプロジェクトによって難治性潰瘍など様々な対象疾患に対して大規模な多施設研究が行われ，その有用性が報告されている[11]．

世界各国においてはこれらの同種培養表皮や同種培養真皮，この両者を組み合わせた同種培養皮膚や，ドナーから採取した皮膚，羊膜・絨毛膜，胎盤などがすでに臨床応用されている（表1）．中でも，周産期廃棄物である羊膜・絨毛膜から成るEpiFix®はその有効性を示す数多くのevidenceがあり[12][13]，難治性潰瘍に対する新規治療法としてアメリカでの販売数が飛躍的に増加している．

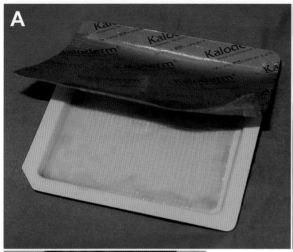

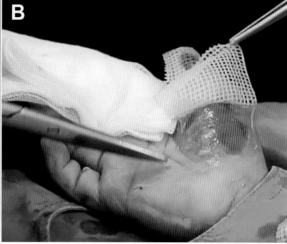

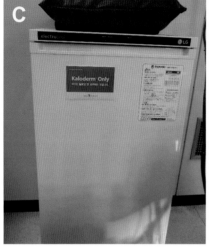

図 1.
Kaloderm®
韓国で販売されている凍結保存同種培養表皮
　A：パッケージ内にはチュールガーゼに裏打ちされた
　　　培養表皮のみが入っている．使用前に冷凍庫から出
　　　して室温に置くことで解凍して使用する．
　B：小児のⅡ度熱傷創の表面を軽く debridement したの
　　　ちに Kaloderm® を貼付している．
　C：熱傷センターの手術室内に設置された Kaloderm®
　　　保管用冷凍庫

同種培養表皮については，包皮由来の表皮細胞を原料とした Green 型の凍結保存同種培養表皮である Kaloderm®（Tego Science, Inc.）が韓国で販売されており，熱傷診療に用いられている（図1）．必要時にすぐに使用できるように，熱傷センターの手術室内に専用のフリーザーを設置して保管しており，使用直前に解凍して用いる．主にⅡ度熱傷創に対して，軽く debridement を行った創面に Kaloderm® を貼付し，その上をコラーゲン膜などの被覆材で覆い，1 週間程度ガーゼ交換なしでそのままとする．

同種培養表皮について

同種培養表皮は，当初は永久に生着するものと考えられていた[8]．表皮の抗原性はランゲルハンス細胞によるものが主であり，表皮中のランゲルハンス細胞は培養工程において減少する．このことから培養表皮に含まれる HLA class Ⅱ抗原は少なく，同種移植として用いられた場合の抗原性は少ないため拒絶されないとされた[14]．しかしその後，移植された同種培養表皮の運命について多くの研究が行われ，Tatoo を剥削した創面に異性の同種培養表皮を移植した1～3週後に biopsy を行い，Y 染色体の存在を調べたところ，donor の細胞は残っていなかったとする報告[14]や，免疫染色による HLA class Ⅰ抗原の発現解析から，長期的には同種培養表皮の細胞は残っていないことを示した報告[15]がなされた．その結果，現在では，移植された同種培養表皮の細胞は，いったんは増殖・重層化して表皮を構成するが，そののち徐々に recipient の細胞に置き換わり，最終的にはすべて置換されると考えられている．

同種培養表皮の臨床的な有効性については多くの報告があり，Ⅱ度熱傷創や分層採皮創に用いると治癒を促進するという報告が数多く見られる[8)16)17)]ほか，下肢静脈性潰瘍においても治癒を促進する[18)]ことが示されている．日本でも，1990年代にⅡ度熱傷創や分層採皮創に凍結保存した同種培養表皮を貼付すると治癒を促進することが相次いで報告された[19)20)]．この流れを受け，2002年の雑誌『形成外科』にて「同種培養表皮移植の臨床成績」という特集が組まれることとなり，同種培養表皮の臨床応用実現が待望された．

同種培養表皮が創傷治癒を促進するメカニズムについては未解明な部分も多いが，培養表皮から分泌される成長因子などの生理活性物質や，培養表皮の膜構造そのものが創傷治癒を促進させ得る一時的な創傷被覆材として働くと考えられている[21)~23)]．実際に，ヒト培養表皮にはPDGF-AA，TGF-α，TGF-β_1，VEGFなどの成長因子が含まれており，ラットに作製した6倍メッシュ植皮モデルに貼付すると，肉芽形成や上皮化を促進し創閉鎖を早めることが示されている[24)]．

同種培養表皮の持つ問題

同種培養表皮はあらかじめ作製して凍結保存しておくことで，必要時にすぐに使用できることや，比較的安価に均質な製品を製造・供給できることが利点であるが，保管にフリーザーが必要であることや，輸送の問題，含まれる凍害防止剤を使用時に洗浄する必要があるといった問題がある．また，同種細胞を移植することによる未知の感染症伝播の危険性も問題となる．生細胞を用いた再生医療製品であり，製造工程の最終段階で滅菌処理を行うことができないため，製造工程全体を無菌的に行う必要がある．自家培養表皮とは異なり，創面が表皮化するために必要な表皮幹細胞を供給するわけではなく，Ⅲ度熱傷創面に用いる場合には，同種培養表皮単独では効果がなく植皮との併用が必要となり，その効果は限定的である．

また製品化のためには，原料となる表皮細胞を安全にかつ安定的に入手する必要がある．我が国においては，再生医療製品の原料用の細胞を入手するためのスキームが確立されておらず，国内で唯一販売承認されている同種細胞を含有する再生医療等製品であるテムセル（同種間葉系幹細胞）も，その原料供給をアメリカに頼っている．

乾燥同種培養表皮の開発について

同種培養表皮は，凍結乾燥したものでも創傷治癒を促進する効果があることが示されている[25)]．凍結保存したものと同様に，凍結乾燥した培養表皮にも様々な成長因子が含まれており[26)]，表皮細胞の膜構造そのものが創傷治癒を促進すると推測されている[25)]．我々が行った，糖尿病マウスの全層皮膚欠損創や，ラットに作製したメッシュ植皮モデルを用いた実験でも，乾燥ヒト培養表皮が上皮化を促進し創閉鎖を早めることが確認された．

乾燥同種培養表皮は，生細胞を含まないため室温保存が可能であり，製造の最終工程で滅菌処理が可能である．このため，感染症伝播の可能性は極めて低く安全性を高められる．凍害防止剤などを添加しないため使用時の洗浄処理が不要であり，取り扱いが非常に簡便となる．パッケージを小さくすることが可能で，保管・輸送費を低減することができるといった多くの利点がある．

我々は乾燥同種培養表皮の製品化を目的として，原料となる表皮細胞を安定的に入手するため，京都大学医学部附属病院において採取したヒト組織について個人情報を管理した上で匿名化し，企業に提供するシステムを構築した．京都大学医の倫理委員会の承認のもと，京都大学医学部附属病院における手術症例から，製品化利用も含めた同意を得て，余剰皮膚提供を受け，表皮細胞・線維芽細胞を採取した．「生物由来原料基準およびヒト（同種）体性幹細胞加工医薬品等の品質及び安全性の確保に関する指針」，「ヒト（同種）由来細胞や組織を加工した医薬品又は医療機器の品質及び安全性の確保に関する指針」（いずれも厚生労働省告示）に準拠しウインドウピリオド（感染して

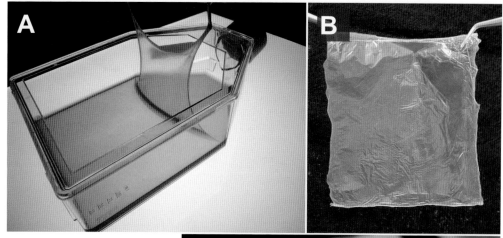

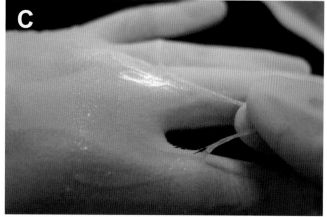

図 2.
開発中の乾燥同種培養表皮
　　A：自家培養表皮ジェイス®と同様の手法で
　　　表皮細胞を培養し，培養表皮を作製する．
　　B：乾燥工程を終えた乾燥同種培養表皮
　　C：生理食塩水を含浸させると速やかに乾
　　　燥前と同様の質感に戻る．

から抗体ができるまでの空白期間）を考慮した再
採血検査を含む感染症スクリーニング項目などに
ついて規制当局との協議により策定した．この安
全性試験をクリアした原料細胞から，細胞増殖
率，サイトカイン産生量など有効性に関する評価
項目を参考にしてより適格な細胞を選定し，製造
用セルバンクを作製した．

　この表皮細胞を使用して，自家培養表皮ジェイ
ス®と同じ製造法で作製した培養表皮を乾燥させ
ることにより，乾燥同種培養表皮を作製した（図
2）．乾燥方法の検討ののち滅菌処理のための放射
線照射量の検討，パッケージングの開発を終え，
AMED（日本医療研究開発機構）の支援のもと
GLP（Good Laboratory Practice）準拠非臨床試
験，生物学的安全性評価試験を行い，2019 年 12
月より安全性評価を目的とした臨床研究を開始し
た．並行して治験準備を進めており，2022 年度の
製造販売承認を予定している．

同種培養表皮を使った熱傷治療

　現在，広範囲熱傷治療における自家培養表皮
ジェイス®は，メッシュ植皮と併用することで良
好な結果が得られているが，その製造にかかる 3
週間に用いる治療として同種培養表皮の製品化が
待ち望まれている．具体的には，深達性Ⅱ度熱傷
とⅢ度熱傷が混在する熱傷創面に対して，バーサ
ジェットなどを用いて debridement を行い，健常
な真皮層が残ったⅡ度熱傷の部分には同種培養表
皮をそのまま貼付し，脂肪や筋膜が露出したⅢ度
熱傷の部分にはパッチ植皮やメッシュ植皮を行っ
た上に同種培養表皮を貼付する．採皮創にも同様
に同種培養表皮を貼付する．3 週間が経過して
残った創面には，これまで通り自家培養表皮を用
いて治療を行う．このように従来の治療に同種培
養表皮を加えた治療を行うことで，ジェイス®が
入手できる 3 週間後の時点で残存している創面積

を小さくすることができると考えられる．最終的な創閉鎖までの治療期間を短縮できることで，救命率の向上だけでなく，機能予後の改善をもたらすことが期待される．

比較的小範囲の軽度の熱傷創であれば，外来で水疱蓋を除去し洗浄したのちに貼付することで，滲出液を減少させガーゼ交換の頻度を少なくできるため，医療従事者側・患者側双方の負担が軽減することが期待される．先天性巨大色素性母斑の治療においても，母斑を分層切除した創面に用いることで，現在のジェイス®による治療に近い効果が得られる可能性がある．

さいごに

同種細胞を用いた再生医療は，自家細胞を用いる場合と異なり，免疫力による拒絶反応を生じる問題がある一方で，より安価で大量に均一な製品を製造し供給できる利点がある．再生医療を産業化し一般的な医療として普及させるためには，同種細胞を用いた製品を開発することが必須であり，皮膚領域においては世界ではすでに様々な製品が臨床応用されている．今後，日本においても同種培養表皮を日常診療で使えるようになることが期待される．

参考文献

1) Rheinwald, J. G., Green, H. : Serial cultivation of strains of human epidermal keratinocytes : the formation of keratinizing colonies from single cells. Cell. **6** : 331-343, 1975.
   Summary　3T3細胞をfeederとして用いることによりkeratinocyteの大量培養を可能とした．この報告をもとに，培養表皮の臨床応用が実現された．
2) O'Connor, N. E., et al. : Grafting of burns with cultured epithelium prepared from autologous epidermal cells. Lancet. **1**(8211) : 75-78, 1981.
   Summary　培養表皮を臨床応用した最初の報告．
3) 熊谷憲夫ほか：ヒト培養表皮移植に関する研究―自家培養表皮移植による広範囲熱傷創の治療―．日形会誌．**5**：463-474，1985.
   Summary　重症熱傷症例に自家培養表皮を用いた日本初の報告．
4) Cuono, C., et al. : Use of cultured epidermal autografts and dermal allografts as skin replacement after burn injury. Lancet. **1**(8490) : 1123-1124, 1986.
   Summary　Allograftを移植したのちにその表面を削いで自家培養表皮を移植する術式を考案した．以後Cuono法と呼ばれる．
5) Matsumura, H., et al. : Application of the cultured epidermal autograft "JACE®" for treatment of severe burns. Results of a 6-year multicenter surveillance in Japan. Burns. **42** : 769-776, 2016.
   Summary　自家培養表皮ジェイス®の市販後調査結果をまとめたもの．自家培養表皮が広範囲熱傷の救命率を改善することを，世界で初めて示した．
6) Morimoto, N., et al. : A case report of the first application of culture epithelial autograft (JACE®) for giant congenital melanocytic nevus after its approval in Japan. J Artif Organs. **21** : 261-264, 2018.
   Summary　自家培養表皮ジェイス®が先天性巨大色素性母斑に適応拡大されたのち，初めて臨床使用された症例報告．
7) Maeda, T., et al. : Efficacy of Cultured Epithelial Autograft after Curettage for Giant Melanocytic Nevus of the Head. Plast Reconstr Surg Glob Open. **6** : e1827, 2018.
   Summary　文献6と同じく関西医科大学において行われた，頭部の巨大色素性母斑にジェイス®を使用した症例報告．
8) Hefton, J. M., et al. : Grafting of burn patients with allografts of cultured epidermal cells. Lancet. **2**(8347) : 428-430, 1983.
   Summary　同種培養表皮の有効性についての初の報告．Cadaverから作製した新鮮な同種培養表皮を深達性II度熱傷3例に使用した．
9) Yamada, N., et al. : Evaluation of an allogeneic cultured dermal substitute composed of fibroblasts within a spongy collagen matrix as a wound dressing. Scand J Plast Reconstr Surg Hand Surg. **29** : 211-219, 1995.
   Summary　コラーゲンスポンジに線維芽細胞を播種した同種培養真皮についての報告．
10) Edmonds, M., European and Australian Apligraf Diabetic Foot Ulcer Study Group : Apligraf in

the treatment of neuropathic diabetic foot ulcers. Int J Low Extrem Wounds. **8**：11-18, 2009.
　Summary　糖尿病性足潰瘍に対する Apligraf® の有効性を比較検討した多施設 RCT.

11) 黒柳能光：【最新の創傷治療】同種培養真皮の治療効果. PEPARS. **16**：47-53, 2007.
　Summary　北里大学で作製した同種培養真皮を用いて行った多施設共同研究の総括.

12) Zelen, C. M., et al.：Treatment of chronic diabetic lower extremity ulcers with advanced therapies：a prospective, randomized, controlled, multi-centre comparative study examining clinical efficacy and cost. Int Wound J. **13**：272-282, 2016.
　Summary　糖尿病性潰瘍を対象として EpiFix® と Apligraf®, 標準治療を比較検討した報告. 12 週での完全閉鎖率は, 標準治療群で 51％であったのに対し Apligraf® 群 73％, EpiFix® 群 97％であった.

13) Bianchi, C., et al.：A multicenter randomized controlled trial evaluating the efficacy of dehydrated human amnion/chorion membrane（EpiFix®）allograft for the treatment of venous leg ulcers. Int Wound J. **15**：114-122, 2018.
　Summary　静脈うっ滞性潰瘍に対する EpiFix® の有効性を調査した多施設 RCT. 12 週での完全閉鎖率はコントロール群 35％に対して EpiFix® 群 60％であった.

14) Brain, A., et al.：Survival of cultured allogeneic keratinocytes transplanted to deep dermal bed assessed with probe specific for Y chromosome. BMJ. **298**：917-919, 1989.
　Summary　移植された同種培養表皮の運命について, Y 染色体に対する in situ DNA hybridization を用いて調べた報告.

15) Gielen, V., et al.：Progressive replacement of human cultured epithelial allografts by recipient cells as evidenced by HLA class I antigens expression. Dermatologica. **175**：166-170, 1987.
　Summary　分層採皮創に移植した同種培養表皮を MHC 抗原に対する免疫染色で確認したところ, 2, 4 週後までは donor の細胞が確認されたが, 11 か月後には確認できなかった.

16) De Luca, M., et al.：Multicentre experience in the treatment of burns with autologous and allogenic cultured epithelium, fresh or preserved in a frozen state. Burns. **15**：303-309, 1989.
　Summary　単一の CPC で作製した培養表皮を用いて, 自家・同種培養表皮の有効性についての多施設共同研究を行った.

17) Yanaga, H., et al.：Cryopreserved cultured epidermal allografts achieved early closure of wounds and reduced scar formation in deep partial-thickness burn wounds（DDB）and split-thickness skin donor sites of pediatric patients. Burns. **27**：689-698, 2001.
　Summary　凍結保存同種培養表皮を 55 例の小児に使用した. 上皮化に要した日数は DDB では対象群 20.5 日に対して同種培養表皮群 7.9 日, 分層採皮創では対象群 14.1 日に対して同種培養表皮群 6.5 日であった.

18) Leigh, I. M., et al.：Treatment of chronic venous ulcers with sheets of cultured allogenic keratinocytes. Br J Dermatol. **117**：591-597, 1987.
　Summary　静脈うっ滞潰瘍やリウマチ性潰瘍 51 例に同種培養表皮による治療を行った.

19) 熊谷憲夫ほか：熱傷創, 採皮創への自家および同種培養表皮移植. 熱傷. **16**：15-24, 1990.
　Summary　自家培養表皮, 同種培養表皮の両者について, 種々の創面に使用した結果から, その使用方法や利点について考察している.

20) 副島一孝ほか：Hi Scope による深度判定を応用した DDB の治療—当科における新鮮 II 度深達性熱傷創への凍結保存同種培養表皮移植について—. 熱傷. **23**：163-170, 1997.
　Summary　DDB 熱傷創面に凍結保存同種培養表皮を使用した症例報告.

21) Bolívar-Flores, J., et al.：Use of cultured human epidermal keratinocytes for allografting burns and conditions for temporary banking of the cultured allografts. Burns. **16**：3-8, 1990.
　Summary　5 例の小児熱傷症例に同種培養表皮を使用した. 移植後 7〜10 日で上皮化したように見えるが, その後 recipient の上皮に置き換わっていると考察している.

22) Katz, A. B., Taichman, L. B.：Epidermis as a secretory tissue：an in vitro tissue model to study keratinocyte secretion. J Invest Dermatol. **102**：55-60, 1994.
　Summary　2 チャンバーを用いた培養系において, 表皮細胞が蛋白質を分泌することを示した.

23) Gauglitz, G. G., et al.：Functional characterization of cultured keratinocytes after acute cutaneous

burn injury. PLoS One. **7**：e29942, 2012.
　Summary　熱傷患者の皮膚と，コントロール（乳房縮小術の患者）の皮膚から培養した表皮細胞の，培地中に含まれる各種成長因子量をサイトカインアレイで調べた．

24）Sakamoto, M., et al.：Cultured Human Epidermis Combined With Meshed Skin Autografts Accelerates Epithelialization and Granulation Tissue Formation in a Rat Model. Ann Plast Surg. **78**：651-658, 2017.
　Summary　ヒト培養表皮から分泌される成長因子量を調べるとともに，F344 ラットの背部に作製した6倍メッシュ植皮モデルにヒト培養表皮を移

植すると，上皮化・肉芽形成を促進することを示した．

25）松崎恭一ほか：新鮮同種培養表皮から凍結乾燥同種培養表皮へ．形成外科．**45**：611-617，2002.
　Summary　凍結保存同種培養表皮と凍結乾燥同種培養表皮を比較した症例を提示し，凍結乾燥同種培養表皮の利点について考察している．

26）Soejima, K., et al.：Wound dressing material containing lyophilized allogeneic cultured cells. Cryobiology. **66**：210-214, 2013.
　Summary　表皮細胞と線維芽細胞が分泌する成長因子量を，凍結保存したものと凍結乾燥したものとで比較した．

PEPARS　No.163：43-52，2020

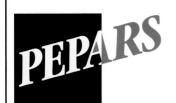

◆特集／人工真皮・培養表皮 どう使う，どう生かす

人工真皮の特徴と実際の使用方法

堀　圭二朗*1　櫻井裕之*2

Key Words：人工真皮(artificial dermis)，創面環境調整(wound bed preparation)，拘縮(contracture)，難治性潰瘍 (refractory ulcer)，感染(infection)

Abstract　　人工真皮が臨床で使用されるようになって四半世紀が経ち，その使用目的は皮膚全層欠損に対する植皮前の移植床構築だけではなく，厚みの構築，拘縮予防，一時的な創閉鎖，難治性潰瘍の創閉鎖などに広がってきている．使用目的の拡大と平行して人工真皮の研究も進み，現在本邦では3種類の異なる製品が使用可能となっている．これらの人工真皮は外見も構造も異なるがその使い分けについて論じられることは少ない．本稿では，まず3種類の人工真皮の特徴と貼付後の経過および問題点を示し，次に実際の症例に対して個々の状態と使用目的によって適した人工真皮とその使用方法の選択について考えていく．

はじめに

　人工真皮はもともと広範囲熱傷患者を重度の感染や体液喪失による生命の危機から救命し，さらに創閉鎖後のリハビリの障害となる瘢痕拘縮を軽減させることを目的に開発された．1980年にYannasらが2層構造の人工皮膚を発表し[1]，1981年には10例の重症傷熱傷患者に使用している[2]．本邦においては1980年代半ばから鈴木らによって同様の2層構造からなる人工真皮が臨床で使用されたが[3]，1993年にテルモ株式会社のテルダーミス®が先に販売され，鈴木らが開発したペルナック®は1995年にグンゼ株式会社より販売された．Yannasらが開発したインテグラ®は1996年に米国で承認されたが，製造販売後調査の後に日本では2008年にようやく販売が開始された．その後も，各製品から滲出液を溜まりにくくするためのドレーン孔タイプや，シリコン膜を破けにくくす

るためのメッシュ補強タイプなどが追加で開発されている．最近では製品によって薄型の単層タイプやアルカリ処理ゼラチンを付加したタイプも開発されている．

　当初は広範囲熱傷患者の救命と機能回復を目指して開発された人工真皮であるが，現在ではその使用目的は広がり，適応が拡大するとともに種類も増えて選択の幅が広がっている．本邦で使用することのできる人工真皮は，見た目や質感が異なるにもかかわらず明確な違いがわからないため，同じ人工真皮として使用されている．本稿では人工真皮の構造的違いや開発の経緯を考え，使用目的による使い分けについて検討する．

使用目的

　皮膚欠損の治療を目的に研究された代用皮膚は解剖学的構造から，表皮のみ，真皮のみ，表皮と真皮の複合の3つに分類される．人工真皮は真皮のみの代用皮膚にあたり，世界的にもその多くは無細胞化した材料から作成されるため臨床応用されやすく，比較的容易に入手できることから他の代用皮膚と比べて広く普及している．表皮を伴わ

*1 Keijiro HORI，〒162-0054　東京都新宿区河田町 8-1　東京女子医科大学形成外科，講師
*2 Hiroyuki SAKURAI，同，教授

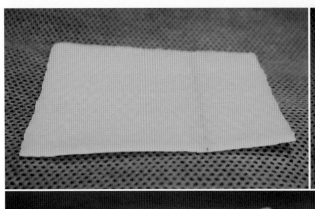
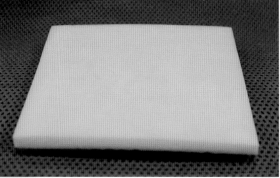

a | b
c |

図 1.
3 種類の人工真皮の外観(厚さ)
　a：インテグラ®
　b：テルダーミス®
　c：ペルナック®

ない人工真皮の使用目的は一般的には植皮に備えた wound bed preparation であるが，その中でも主たる目的が良好な移植床の構築，厚みの構築，拘縮予防，一時的な創閉鎖，難治性潰瘍の創閉鎖など，異なってくる．

　熱傷などの広範囲皮膚欠損に対しては体液の喪失と微生物による汚染を防ぐ目的で使用するため，感染を起こさないことと植皮のための良好な移植床を早く整えることが最も重要である．しかし，熱傷後瘢痕拘縮解除後の皮膚欠損に対して使用する場合は植皮後も長期的に拘縮をきたしにくいことが重要になる．同様に腫瘍切除後の組織欠損に対して厚みを構築したい場合はしっかりとした厚みがあり収縮しにくいものがよいが，悪性腫瘍切除後の小範囲皮膚欠損に対する一時的な創閉鎖においては収縮閉鎖した方がよい場合もある．一方，難治性潰瘍に対して使用する場合には人工真皮内への血管新生が早く全体に到達することが重要である．

　このように症例によって人工真皮に期待する効果が異なるため，製品によって性質が異なるのであれば，それを理解して使い分けることでより有効な治療を行えると考える．

製品による違い

　本邦で使用されている人工真皮は 4 種類あるが，OASIS® はその構造や性質が異なるため別稿に譲る．それ以外の人工真皮はいずれも無細胞化した異種合成材料から作成されているが，その材料と作成方法は異なる．

　インテグラ® はウシの腱由来の I 型コラーゲンと glycosaminoglycan(GAG)の一種であるサメ由来のコンドロイチン 6 硫酸から作られておりコラゲナーゼによる分解吸収に抵抗性がある．製品はポリエチレンシートに挟まれイソプロパノール液とともに保管されており，使用前は 1～2 分濯ぐことになっている．製品自体は湿潤で厚みは 2 mm であるが，3 つの製品の中では最も強固であり創部に固定する際に崩れることはない(図 1)．しかし，シリコン膜がやや硬いために細かい凹凸には密着しにくいので固定の際に注意が必要である．貼付したインテグラ® はしばらく下床が透見できるが，1 週間ほどで透見していた下床が赤色から徐々にクリーム色に変化してその範囲を広げてくる．シリコン膜下で局所的に広がったクリーム色の部位は膿瘍を疑いたくなるが疑わしければシリ

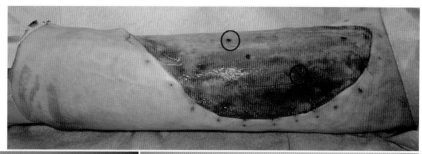

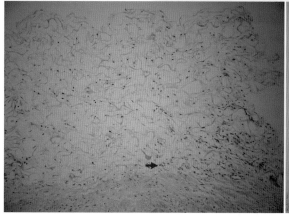

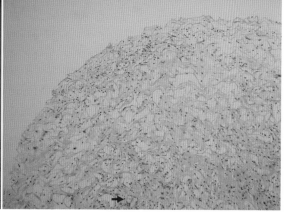

図 2. インテグラ®貼付後 3 週間の組織学的検査

a：インテグラ®貼付後 3 週の創部. クリーム色の部位(赤丸)と赤色の部位(黒丸)を生検した.

b：クリーム色の部位の HE 染色

c：赤色の部位の HE 染色：赤矢印は新生血管

```
 a
b|c
```

コン膜の一部を切開して排膿がないことを確認すればよく, 小範囲の膿瘍形成であれば局所的にシリコン膜を除去して膿瘍を排出し救済することも可能である. 植皮ができる真皮様組織が構築されるまでに 3 週間かかると言われており, 下床の色調がバニラ色になるのがその目安と言われている. 赤色とバニラ色の部位によって細胞浸潤や血管侵入が異なり, 植皮の生着率が異なるのかが不明であったため組織学的検査を行った. 貼付後 3 週では赤色, クリーム色のいずれの部位においても全体的に炎症性細胞と線維芽細胞が浸潤しており間質での線維成分の増加は軽度で深層を中心に新生血管の侵入をわずかに認めたが, 部位による明らかな違いは認めなかった(図2). 写真の症例はこの時点で全体に薄め分層植皮を施行したが, 生着は良好であった.

ペルナック®はブタの腱由来のアテロコラーゲンを使用し, 熱架橋と化学架橋を付加している[3]. 相違点としてはコラーゲンの抗原性を低下させる目的でアテロコラーゲンを使用していることと,

GAG が添加されていないことである. *in vitro* ではコンドロイチン 6 硫酸の過剰な発現が弾性線維産生を阻害する可能性があると報告され[4], GAG を人工真皮に添加することでスポンジのポアサイズ, 強度や硬さは異なるものの動物実験では上皮化, コラーゲン線維形成において大差を認めないという報告がある[5]. 製品は凍結乾燥により柔らかいスポンジ状になっていて容易に潰れてしまう. 使用前に生理食塩水に十分浸漬することになっているが, 水分をつけすぎるとスポンジ状の人工真皮が潰れてしまうので, 筆者は少量の生理食塩水をかけるだけにして創部からの滲出液で浸漬させている. 人工真皮の厚みは 3 mm ということだが, 浸漬すると非常に薄くなり破れやすくなるため取り扱いには注意を要する(図1). しかし, 全体がしなやかであるために細かい部分に貼付しやすいことは利点である. 貼付したばかりのペルナック®は白色のスポンジが薄くなって下床の赤みが少し見える程度だが, 1 週間もすると少し白濁したシリコン膜の下に赤色の真皮様組織がよく

見えるようになる．植皮が生着するような良好な下床を形成するには2週間を要すると言われており，植皮時には外見が肉芽に似た組織となる．

テルダーミス®はウシの真皮由来のアテロコラーゲンを使用し，熱架橋のみを行うことで線維芽細胞などの細胞の増殖とスポンジ内への侵入が化学架橋よりもよいと報告されている[6]．製品はペルナック®同様に凍結乾燥したスポンジ状で厚みも3mmであるが最も硬くて潰れにくい（図1）．使用時はそのまま創面に貼付するが滲出液により次第に柔らかくなる．貼付したテルダーミス®は白色の硬いスポンジがその形状を維持し，1週間で少し赤みを帯びてきて2週間で赤みを帯びた真皮様組織が構築され植皮が可能となる．他の製品と異なり口蓋裂手術創などの粘膜欠損にも適応がある．

問題点

人工真皮はとても有効な再生医療材料であるが，いくつかの問題点もある．まず，人工真皮を貼付してから真皮様組織が構築されて植皮を行えるまでに2～3週間を要するため，治療期間が非常に長くなる．真皮様組織の構築までの待機期間が長いと次に述べる感染のリスクが高まり，さらに問題となる．人工真皮貼付から植皮までにかかる時間の短縮については様々な工夫が検討されてきた．動物実験では増殖因子と同種培養細胞を人工真皮に播種することで人工真皮内への血管新生を促進し，同時に移植した分層皮膚を完全生着させることに成功している[7]．本邦では臨床において同種培養細胞を使用することは容易ではないが，血管新生を促進する増殖因子であるヒト塩基性線維芽細胞増殖因子（basic fibroblast growth factor；b-FGF）製剤が臨床使用できることもあり，研究が進められている[8]．今後は人工真皮への細胞浸潤や血管侵入を促進することで，一期的な創閉鎖あるいは植皮までの時間を短縮することができると考える．一方で，人工真皮の貼付と植皮を同時に行うことを目的にインテグラ®は単層の人工真皮を作成し，顔面皮膚欠損創に対する一期的植皮で良好な結果が示されている[9]．しかし，植皮の生着率が悪いという指摘もあり，生着率を向上させるためにコラーゲン層を薄くした単層の薄型人工真皮を作成している[10]．

次に，人工物であるために感染に弱いのが問題であり，特に広範囲熱傷などでは患者の免疫能も低下するためにリスクがさらに高まる．創面からの感染に対しては十分なデブリードマンと洗浄を行うことで予防するが，しばしば術後創縁からのコンタミネーションが問題になる．創部周囲に残存熱傷創が隣接する場合は，人工真皮貼付部との間にデブリードマンを行った安全帯を設けて汚染創と人工真皮を直接触れないようにする工夫が有効である[11]．また，吸水性のある銀含有被覆材を貼付することも滲出液をコントロールしつつ感染を制御するため有効である．

さらに，移植後の収縮が問題になる場合がある．人工真皮を創閉鎖だけを目的とした治療に使用するのであれば問題はないが，拘縮予防や組織欠損に対する厚みの構築が求められることがあり，そういった症例では移植した人工真皮が著明に収縮しては意味がない．一般的に植皮単独よりも人工真皮貼付後に植皮を行った方が拘縮を予防することができるが，同じ人工真皮でも製品によって収縮に違いがあればそれを理解して使用する必要がある．我々は，臨床で使用されている3種類の人工真皮の収縮に違いがあるのかを確認するために in vitro 実験を行い，収縮に大きな差があることを構造の違いとともに報告した[12]．インテグラ®は収縮せずテルダーミス®も軽度の収縮にとどまるのに対して，ペルナック®は著明に収縮することがわかり，これは動物実験においても同様の結果が示されている[13]．しかし，アルカリ処理ゼラチンを付加したペルナックGプラス®にb-FGFを添加して徐放することにより収縮が抑えられることも示されており，今後は臨床においても収縮が抑制されることが期待される．これらの研究は実際の臨床では貼付部位の違いや人工真

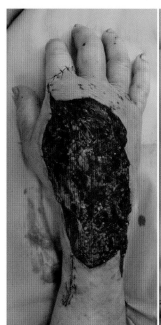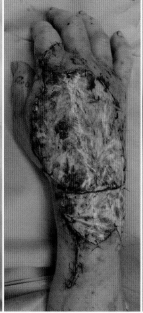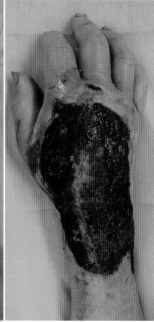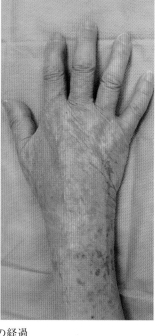

a|b|c|d

図 3. 症例 1：手背剝脱層に対する人工真皮（ペルナック®）貼付の経過
　　　a：貼付前．剝離した皮膚は切除し，血行の良さそうな軟部組織は温存した．
　　　b：貼付後．人工真皮下の赤色がわずかに透見できる．
　　　c：貼付後 2 週．赤く良好な真皮様組織が構築されている．
　　　d：植皮後 1 年．植皮の生着は良好で運動障害を認めず，皮膚の色調や質感
　　　　 も良好であった．

皮の感染の有無，植皮の生着などの影響により一定の結果が得られにくいが症例を重ねて検討していく価値がある．

実際の症例

人工真皮の適応疾患は熱傷，外傷，腫瘍切除後などの全層皮膚欠損創およびテルダーミス®においては口蓋裂手術創などの重度の粘膜欠損とされている．

実際は外傷や腫瘍切除後の皮膚全層欠損に対して使用することが多く，Avulsion injury などの血流不安定な創部に対して一時的に創閉鎖を行い，血流が安定していることが確認できるまでの移植床形成に使用することもある．また，最近では難治性皮膚潰瘍に貼付して血流の改善を促進し，創閉鎖を促す研究が進んでいる[14]．以下に実際の症例を提示してどのように人工真皮を選択したかを述べる．

症例 1：85 歳，女性．右手背外傷後皮膚欠損
　車に轢かれ手背から手関節部にかけての剝脱創

を受傷した．骨や腱損傷は認めなかったが軟部組織の損傷程度が不明であったため，十分洗浄後に人工真皮（ペルナック®）を貼付して包帯で圧迫固定した．剝脱した皮膚で損傷のない部分は凍結保存した．2 週間後に人工真皮貼付部に赤色で良好な真皮様組織が形成されているのを確認し，凍結保存皮膚および鼠径部から採取した皮膚を厚め分層にして移植した．植皮は完全に生着し機能的にも整容的にも良好な結果であった（図 3）．本症例に対する人工真皮の使用目的は，外傷を受けた軟部組織の viability が確認できるまでの一時的な創閉鎖と，早期創閉鎖のために植皮が行えるよう良好な移植床を形成することである．ペルナック®やテルダーミス®は，貼付後 2 週間で軟部組織のviability がよければ赤色の移植床が形成されるため植皮が可能か判断しやすい．一方，インテグラ®はしばらくのあいだ下床が透過して見えるので組織が壊死に陥っていないか確認することができるが，真皮様組織構築まで 3 週間必要であり治療期間が問題となる．

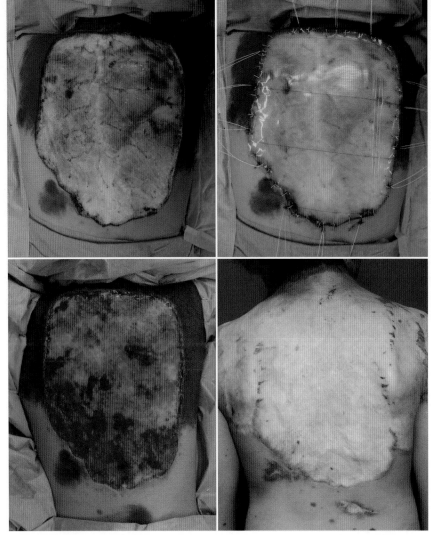

図 4. 症例 2：背部巨大色素性母斑に対する人工真皮（インテグラ®）貼付の経過
　a：脂肪層にも色素が浸潤していたため筋膜上で母斑を切除した.
　b：貼付後. 人工真皮下を透見できる.
　c：貼付後 3 週. 一部に浮腫状の赤色肉芽様組織を認めるが概ねクリーム色の真皮様組織が構築された.
　d：植皮後 5 年. 植皮部辺縁に点状の再発を認めるが, 植皮部は拘縮を認めず, つまめる程度の質感が保
　　たれている.

a | b
c | d

症例 2：3 歳, 男性. 背部・頸部巨大色素性母斑
生下時より認める巨大色素性母斑に対し, 二期
的に頭部から植皮することを考慮しつつ背部色素
性母斑を可及的に皮膚全層で切除した. 全層皮膚
欠損部に対して人工真皮（インテグラ®）を貼付し
て tie-over dressing としたが, 術後 2 週で感染を
疑ったため一部シリコン膜を除去した. 部分的に
浮腫状の赤色肉芽様組織となったが, 3 週間後に
は概ねクリーム色の真皮様組織が構築されたため
頭部から薄め分層植皮を行った（図4）. 3 年間で複

数回の手術を施行し, 初回手術から 5 年後には一
部再発を認めるが, 概ね切除されて成長に伴う拘
縮も認めない. 本症例に対する人工真皮の使用目
的は, 広範囲の腫瘍切除後皮膚全層欠損を拘縮す
ることなく厚みを構築することである. 当初は大
きいサイズの人工真皮はインテグラ® しかなかっ
たが現在では各製品とも大きなサイズの人工真皮
を取り揃えているため制限はない. 術後に拘縮を
起こしにくい人工真皮を選択することになるが,
前述の実験結果に沿って筆者はインテグラ® を使

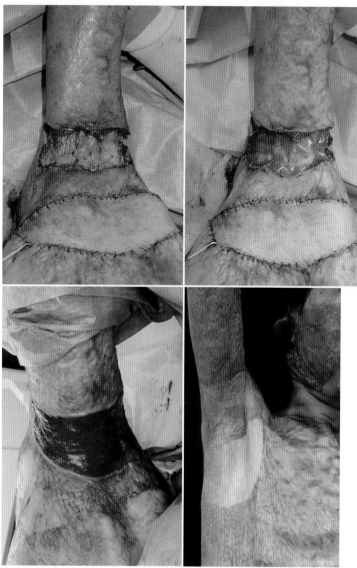

図 5.
症例3：腋窩熱傷後瘢痕拘縮に対する人工真皮（インテグラ®）貼付の経過
　a：拘縮解除後. 皮膚全層欠損を認める.
　b：貼付後. 人工真皮下を透見できる.
　c：貼付後3週. 赤色中心で一部クリーム色がかっていた.
　d：植皮後2年. 遊離皮弁移植部の末梢側に移植した皮膚は拘縮を認めず，腋窩の拘縮は良好に解除されている.

用することが多い. ただし，臨床においてインテグラ® 使用部が全く収縮を起こさないということはなく，現時点では人工真皮の選択において明確な根拠はない. 本症例は小児で安静保持が困難であることから，感染のリスクを考えて固定は陰圧閉鎖で行った方がよかったと思われる.

　症例3：52歳，男性. 右腋窩熱傷後瘢痕拘縮
　熱傷後瘢痕拘縮により右上肢挙上制限を認めたため，瘢痕拘縮形成術と遊離前外側大腿皮弁移植術を行った. しかし，腋窩に拘縮の残存を認めたため同時にもう1か所拘縮を解除し，人工真皮（インテグラ®）を貼付して低圧の陰圧閉鎖で固定し

た. 貼付後3週間では赤色中心で一部クリーム色がかっていたが真皮様組織が構築されたと判断し，頭部より中間分層植皮を行い再度低圧の陰圧閉鎖で固定した. 植皮の生着は良好で植皮部の収縮を認めず，上肢挙上制限も完全に解除された（図5）. 本症例に対する人工真皮の使用目的も症例2と同様でありインテグラ® を使用した. 植皮前は赤色であったので真皮様組織が構築されたかの判断が難しいが，植皮の生着は良好で拘縮も認めていないことから，色調だけでは判断できないことがうかがえる.

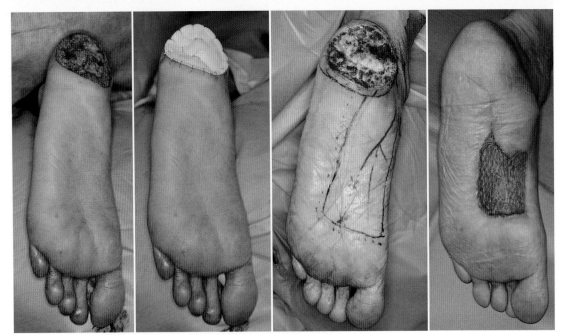

図 6. 症例 4：踵部皮膚悪性腫瘍切除後に対する人工真皮（テルダーミス®）　　a|b|c|d
　　　貼付の経過
a：貼付前．皮膚軟部組織の全層欠損で一部踵骨が露出している．
b：貼付後．厚みがしっかりしていて下床は透見できない．
c：貼付後 2 週．骨直上はやや白色だが全体的に良好な真皮様組織が構築さ
　　れている．
d：皮弁術後 1 年．人工真皮は追加切除に伴い除去されてしまったが，皮弁
　　で閉鎖されるまでその役割を果たした．

症例 4：51 歳，男性．左踵部皮膚悪性腫瘍

　20 年来左踵部に皮膚腫瘍を認め biopsy では inclusion cyst の診断であったため経過観察となっていた．創部から排膿が続き，MRI で踵骨骨髄炎も疑われたため皮膚悪性腫瘍を疑い，腫瘍を踵骨骨膜とともに切除して病理組織検査を行った．踵骨露出部は人工真皮（テルダーミス®）を貼付して包帯で圧迫固定した．病理組織診断は verrucous carcinoma で腫瘍は取りきれているものの margin が 5 mm であったため人工真皮を含めて追加切除を行い，骨露出部は内側足底皮弁で閉鎖した（図 6）．本症例に対する人工真皮の使用目的は一時的創閉鎖である．最終的に切除してしまう可能性が高いがそれまでの期間しっかりと創部に固定されている必要があり，病理診断結果によっては植皮ができるように良好な移植床を形成しておく必要がある．テルダーミス® は他の人工

真皮に比べてやや硬くて厚みもしっかりしており収縮も起こしにくいと思われるため悪性腫瘍摘出後の一時的閉鎖に適している．ただし，高齢者の顔面など悪性腫瘍摘出後の小範囲皮膚欠損に対して使用する場合は，むしろ収縮して早期に閉鎖してくれるような人工真皮の方が適していると思われる．

症例 5：75 歳，男性．重症虚血肢の足趾壊死

　重症下肢虚血，糖尿病の既往があり慢性腎不全に対して人工透析を行っており，下肢の血管内治療を施行しているが足部の SPP が 25〜45 であり足趾の壊死が進行していた．膝下切断に対する患者の受け入れができないため中足骨レベルで切断し，骨露出部にヒト b-FGF 製剤（フィブラスト® スプレー）を併用しつつ人工真皮（ペルナック G プラス®）を貼付して低圧の陰圧閉鎖で固定した．18 日後に切断端に良好な真皮様組織が構築されてい

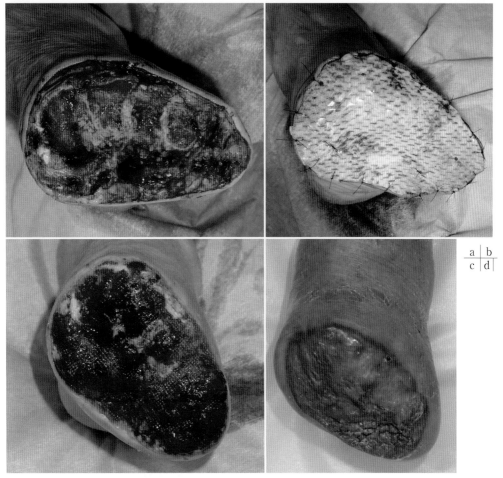

図 7. 症例 5：足部難治性潰瘍に対する人工真皮（ペルナック G プラス®）貼付の経過
a：貼付前. 骨の露出を認める.
b：貼付後. 人工真皮が少し赤みがかって見える.
c：貼付後 18 日. 骨上にも良好な真皮様組織が形成された.
d：植皮後 2 か月. 糖尿病の既往がある重症虚血肢の難治性潰瘍であったが，骨断端上に形成
　した真皮様組織に植皮は良好に生着して創閉鎖に至った.

たため，大腿より中間分層植皮を行い再び低圧の
陰圧閉鎖で固定した. 植皮の生着は良好で歩行も
可能である（図 7）. 本症例に対する人工真皮の使
用目的は，血行不良に伴う難治性潰瘍の創閉鎖で
ある. 切断端の血流がある程度保たれていること
を確認したうえで骨露出部に貼付した人工真皮へ
細胞浸潤や血管侵入が早期に行われる必要があ
り，そのために b-FGF の徐放効果が期待できる
ペルナック G プラス®を選択した.

注意点

　人工真皮の使用目的を明確にして製品の違いを
知ったうえで選択することはより良い治療を行う
うえで大切である. しかし，それだけではなく患者
の年齢（成長に伴い創部の緊張が強くなるかなど）
や全身状態（糖尿病，虚血性疾患の有無），貼付す
る部位（関節周囲など動きやすい部位あるいは緊
張の強い部位か），貼付部位の状態（感染，血流不
全），貼付後の人工真皮の状態（膿瘍形成，血腫形
成），植皮の生着状況などにより結果が異なって
くることを認識すべきである. 本稿で症例提示し

た重症虚血肢に対する人工真皮の使用や陰圧閉鎖処置は血流によってはかえって潰瘍が悪化したり壊死が進行したりする可能性もあり使用にあたっては十分に注意する必要がある.

臨床において人工真皮の構造的相違が治療結果にどのように影響するかを明確にするためにはバリアンスが大きく，明確なエビデンスは確立されていないのが現状である.

まとめ

本邦で使用されている人工真皮の構造の違いと臨床における違いを検討しつつ，使用目的による使い分けについて症例を提示して述べた. 広範囲熱傷患者の治療を目的として開発された人工真皮は，現在では創閉鎖に加えて様々な目的に対して使用されるようになっている. 一方で，人工真皮自体も外見や組成も異なることから効果が全く同じとは考えにくいが，臨床においては個々の症例による違いが大きいため一定した結果が得られにくい. 明確なエビデンスはいまだ確立されていないが，研究の結果をもとに臨床経験から症例によって適切な材料を選択し治療を行っていくことが期待される.

参考文献

1) Yannas, I. V., Burke, J. F. : Design of an artificial skin. I. Basic design principles. J Biomed Mater Res. 14(1)：65-81, 1980.
2) Burke, J. F., et al. : Successful use of a physiologically acceptable artificial skin in the treatment of extensive burn injury. Ann Surg. 194(4)：413-428, 1981.
3) 鈴木茂彦ほか：GAG 添加コラーゲンとシリコーンの2層構造をもつ新しい人工皮膚の作成と使用経験. 日形会誌. 6：221-231，1986.
4) Ikeda, M., et al. : Elastic fiber assembly is disrupted by excessive accumulation of chondroitin sulfate in the human dermal fibrotic disease, keloid. Biochem Biophys Res Commun. 390(4)：1221-1228, 2009.
5) 松田和也ほか：2層性人工皮膚における GAG 添加の効果について. 日形会誌. 12：137-148, 1992.
6) Koide, M., et al. : A new type of biomaterial for artificial skin：dehydrothermally cross-linked composites of fibrillar and denatured collagens. J Biomed Mater Res. 27(1)：79-87, 1993.
7) 松村　一ほか：【感染症をもっと知ろう！―外科系医師のために―】熱傷の感染症と治療・予防. PEPARS. 129：76-82，2017.
8) Soejima, K., et al. : Novel application method of artificial dermis：one-step grafting procedure of artificial dermis and skin, rat experimental study. Burns. 32(3)：312-318, 2006.
9) Koenen, W., et al. : One-stage reconstruction of deep facial defects with a single layer dermal regeneration template. J Eur Acad Dermatol Venereol. 25(7)：788-793, 2011.
10) Heit, Y. I., et al. : Early kinetics of integration of collagen-glycosaminoglycan regenerative scaffolds in a diabetic mouse model. Plast Reconstr Surg. 132(5)：767e-776e, 2013.
11) Jinno, C., et al. : A comparison of conventional collagen sponge and collagen-gelatin sponge in wound healing. Biomed Res Int. 2016：4567146, 2016.
12) Hori, K., et al. : Comparison of contraction among three dermal substitutes：Morphological differences in scaffolds. Burns. 43(4)：846-851, 2017.
13) Notodihardjo, S. C., et al. : A comparison of the wound healing process after application of three dermal substitutes with or without basic fibroblast growth factor impregnation in diabetic mice. J Plast Reconstr Aesthet Surg. 2020 Jan 23 [Online ahead of print]
14) 河合勝也ほか：bFGF 徐放性人工真皮の基礎的評価と臨床応用について. 形成外科. 58(12)：1303-1313，2015.

PEPARS No.163：53-61, 2020

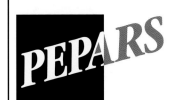

◆特集／人工真皮・培養表皮 どう使う，どう生かす

人工真皮 OASIS 細胞外マトリックス® の使い方

緒方 英之[*]

Key Words：細胞外マトリックス(extracellular matrix)，ブタ小腸粘膜下組織(small intestinal submucosa)，生体材料(biomaterials)，創傷治癒(wound healing)，慢性創傷(chronic wound)

Abstract 皮膚潰瘍が難治性になる背景としては，炎症性サイトカインの過剰分泌や成長因子分泌の不足，細胞外マトリックスの構築異常などが指摘されている．難治となった皮膚潰瘍に対しては良好な創傷治癒を得るために，これらの要因を解決していく必要がある．OASIS 細胞外マトリックス®(Cook Biotech Inc. IL USA；OASIS®)はブタの小腸粘膜下組織(small intestinal submucosa；SIS)を原料とした人工真皮として 2017 年に国内での供給が開始された．SIS が持つ天然組成の構造と成分を維持するように製造されており，複数種類のコラーゲン，グリコサミノグリカン，フィブロネクチンなどの細胞外基質や，FGF-2 や TGF-β などの成長因子が含有されている．このような特徴が慢性創傷に対しての創傷治癒機転を働かせる効果があるのではないかと考えられている．そして近年，様々な原因の難治性皮膚潰瘍に対する有用性が報告されてきている．

はじめに

OASIS 細胞外マトリックス®(Cook Biotech Inc. IL USA；OASIS®)はブタ小腸粘膜下組織(small intestinal submucosa；SIS)を天然組成のマトリックス分子を保持するような工程を通して処理をしたコラーゲンシートである．医療用品としての分類はコラーゲン使用人工真皮となっているが，このような既存の人工真皮とは全く異なる生体材料としての特徴を備えているため，よりアクティブな創傷治癒促進効果をもつ医療材料として期待されている．本邦では 2017 年に販売開始されたばかりの比較的新しい製品ではあるが，海外ではすでに 20 年以上の使用実績があり，慢性創傷に対する有効性は数多く報告されている．当院では 2018 年より難治化している慢性創傷に対し，積極的にこれを使用し，比較的良好な結果を得られている．本稿ではその特徴や，我々の施設での使用の実際に関して，症例を提示しながら文献的考察を加えて紹介する．

OASIS® の形状・構造(図 1)

OASIS® は SIS を原材料とし，生体内の細胞外マトリックス(extracellular matrix；ECM)と同様の 3 次元的構造を保持したまま脱細胞化，消毒，凍結乾燥，滅菌といったプロセスを経て，製品化されている．正方形あるいは長方形の薄いシート状で，単層タイプと 2 層タイプがあり，それぞれにドレナージ目的の切込みが入った有窓タイプとさらに細かい多数の切込みを有するメッシュタイプがある．2 層タイプであっても厚さが 0.2 mm 以下であり，他の人工真皮よりも大幅に薄い．また，他の製品で用いられるシリコンシートは付着していないため，後述するように直接 OASIS® 上にドレッシングをする必要がある．

OASIS® を構成するマトリックス分子には I

* Hideyuki OGATA，〒260-8677 千葉市中央区亥鼻 1-8-1 千葉大学医学部附属病院形成・美容外科，助教

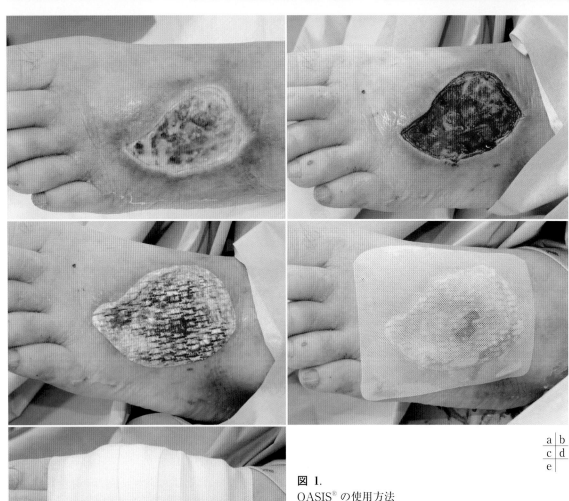

a	b
c	d
e	

図 1.
OASIS® の使用方法
　a：デブリードマン前
　b：十分なデブリードマンを行う.
　c：OASIS® を貼付し生食などで湿潤させて
　　　創面に密着させる.
　d：非固着性のドレッシング材で被覆する.
　e：軟膏などで適切な湿潤環境を作り，ガー
　　　ゼ，テープを用いて圧迫固定する.

型，Ⅲ型，Ⅳ型，Ⅴ型コラーゲン，グリコサミノグリカン(ヒアルロン酸，コンドロイチン硫酸 A および B, ヘパリン，ヘパラン硫酸)，糖タンパク(フィブロネクチン)，成長因子(Fibroblast Growth Factor-2；FGF-2, Transforming Growth Factor-β；TGF-β)などが含まれており，これらは生理的活性を維持したまま存在している.

OASIS® の適応疾患

　OASIS® は生体内での ECM と同様に創部周囲の表皮角化細胞や線維芽細胞の遊走，接着の足場となる．さらに OASIS® に含まれる多様な基質が，内部に侵入した細胞や周囲の細胞にシグナル伝達を介して作用することで，細胞増殖や成長因子の分泌が活性化される．このような活発な創傷治癒促進効果や後述する抗炎症作用が期待できることから，外傷や熱傷による皮膚損傷，腫瘍切除後の皮膚欠損創などの急性創傷以外に，創傷治癒機転が障害されている褥瘡，動脈性潰瘍，静脈性潰瘍，糖尿病性潰瘍，膠原病・血管炎に合併する潰瘍などの慢性創傷の治療においても，より積極的な使用が可能となっている.

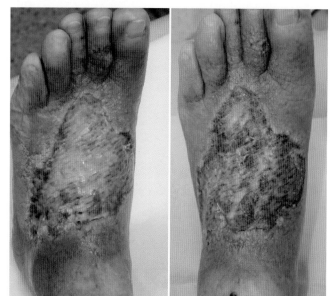

a | b

図 2.
Caramelization の肉眼的所見
  a：静脈性潰瘍に対して貼付後 1 週目の状態．OASIS® は乳白色に変化（caramelization）している．
  b：同症例の貼付後 3 週目の状態．乳白色だった部位も赤い肉芽が形成されてきている．

OASIS® の一般的な使用方法（図 1）

1．創面の洗浄・デブリードマン

OASIS® は血流のない異物であるため，他の人工真皮と同様に感染に弱い．貼付前には創傷表面に汚染や壊死組織が残存しないように十分なデブリードマンや洗浄を行う必要がある．創傷表面全体が血流のある生存組織で覆われていることを確認し貼付をする．

2．OASIS® の貼付

OASIS® は表裏で表面の性状がやや異なる．乾燥したままのシートを創傷の形状よりやや大きめにカットして，凹凸のある面を創傷側にして貼付する．その後，生理食塩水などを使用してシートを湿潤させ，湿潤させたガーゼで軽く圧迫して創傷表面に密着させる．OASIS® は非常に薄いシートであり，湿潤させるとさらに柔軟になるため，創傷表面の多少の凹凸に対しても良好に密着させることができる．また，我々の施設ではさらなる創傷治癒促進効果を期待して，生理食塩水の代わりに b-FGF 製剤（フィブラスト® スプレー：科研製薬，日本）を使用している．

3．二次ドレッシング

OASIS® の貼付後，エスアイエイド®・メッシュ（アルケア，日本）などの非固着性のドレッシング材で全体を被覆する．さらに創傷からの浸出液量に応じた適切な外用薬の塗布やドレッシング材の使用により，適切な湿潤環境を保ち，創傷表面からのズレや浮きが生じないように軽く圧迫した状態で固定する．我々の使用経験では OASIS® は水分量の多い環境では生着が不良になったり，感染を合併したりすることが多い印象を持っている．そのため既存の人工真皮と比べて，やや水分量が少ない環境を維持するように外用薬やドレッシング材を選択している．

4．ドレッシング交換，caramelization について

OASIS® は非常に薄い形態と生体に近い構造により，生着が早い．条件の良い創傷では 2〜3 日で十分な固着が得られるため，初回のドレッシング交換はそれに合わせて行っている．ドレッシングを剝がした後に表面の余分な浸出液や外用薬をよく洗い流し，新しいものと交換する．その後は創部の状況に応じた適切な頻度で交換を行う．

貼付後，数日から 1 週間程度で OASIS® が黄白色のゲル状に変化していることがある（caramelization）（図 2）．肉眼的には感染を生じた不良肉芽や壊死組織のように見えるが，実際には正常な経過であり，デブリードマンの必要はなく，やがて正常な肉芽組織で覆われる．特に創面の水分量が多いと白色の柔らかいゲル状になるが，湿潤状態

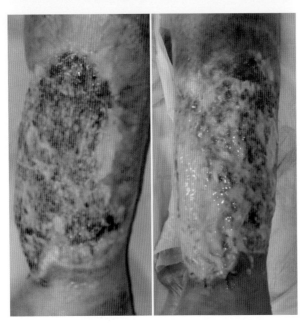

a | b

図 3.
OASIS® の感染症例
a：強皮症患者の下腿潰瘍に対して
　貼付直後の状態．デブリードマン
　は十分に行われている．
b：同症例の貼付後 2 週目の状態．
　OASIS® は融解し，白色の膿状に
　変化している．強い疼痛と悪臭も
　伴っていた．

を補正すると改善することが多い．Caramelization と感染との鑑別にはやや経験を要するが，悪臭，疼痛，発赤，膿状の浸出液といった感染特有の臨床症状がないことや，感染した場合と比べて潰瘍底との固着が強固であることで区別ができるものと考える．参考までに感染した症例の肉眼所見を提示する（図 3）．

OASIS® の特殊な使用方法

1．局所陰圧閉鎖療法（negative pressure wound therapy；NPWT）の併用

OASIS® の被覆に使用する二次ドレッシングの代わりに，NPWT を用いて創面に固定することで，相乗効果的な創傷治癒促進作用が期待できる．急性創傷に対する比較試験では NPWT 単独療法と比較して組織学的な炎症が減少し，創傷治癒が促進される可能性があることが報告されている[1][2]．我々も NPWT 単独では治癒に至らなかった Werner 症候群患者の腱や骨の露出難治性皮膚潰瘍に対して OASIS® と併用することで良好な結果を得られた症例を報告している[3]．また OASIS® は他の人工真皮と異なりシリコンシートが付着されていないため，縫合によって周囲皮膚との強固な固定をすることができない．しかし，NPWT と併用することにより創面に確実に密着させて固定することが可能となる．フォームに OASIS® が固着しないように非固着性ガーゼを使用するなどの工夫が必要とはなるが，有用なドレッシング法であると考える．前述のように水分量が多いと良好な生着が得られないため，洗浄機能付きの NPWT は使用しない方がよいだろう．

2．複数回の貼付

通常，2 回目以降の貼付は前回貼付した OASIS® が完全に肉芽に覆われた後に，肉芽組織の厚みや周囲からの上皮化が不十分であった場合に行う．しかし，より高頻度で交換することにより，OASIS® から放出される成長因子を最大限に生かし，創傷治癒を進める方法もある．OASIS® 貼付後，数日から 1 週間程度で古い OASIS® を剥がし，新しいものを貼付する．比較的浅い皮膚潰瘍に対し，早期に上皮化を進めたい場合に有効となった症例を経験している．この方法は，コスト上問題が生じるため，慎重に症例を選びながら，今後も検証を重ねる必要がある．

症　例

症例 1：66 歳，女性，両下腿静脈性潰瘍（図 4）
43 歳で多発筋炎，間質性肺炎の診断となり，ス

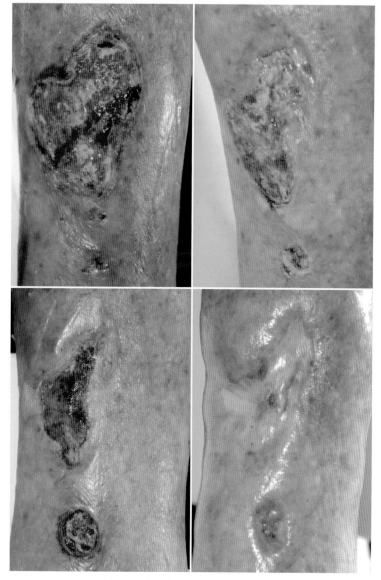

a | b
c | d

図 4. 症例 1：両下腿静脈性潰瘍
　a ：貼付直前の状態
　b ：貼付後 8 週目の状態
　c ：貼付後 16 週目の状態．尾側の OASIS® を貼付しなかった潰瘍は
　　　拡大している．この時，この潰瘍も含めて 2 回目の貼付を行った．
　d ：貼付後 32 週目の状態．上皮化は完了している．

テロイドを長期服用している．4 年前より両下腿に打ち抜き様の皮膚潰瘍が出現した．各種検査で血管炎や閉塞性動脈硬化症は否定され，皮膚生検で静脈性潰瘍の診断となったが，明らかな静脈瘤や静脈血栓は認めていない．るい痩による骨突出が顕著であるため圧迫療法ができず，近医皮膚科では治療に難渋し，当科紹介となった．当科初診時，両下腿に長径 3～6 cm 程度の潰瘍を複数認めた．表面は黄色の壊死組織で覆われていたため，カデックス® 軟膏（スミス・アンド・ネフュー，日本）の外用と複数回のメンテナンスデブリードマンにより創部を清浄化した後に OASIS® を貼付した．貼付後 16 週間後に 2 回目の貼付を行い，32 週間後に完全に上皮化した．

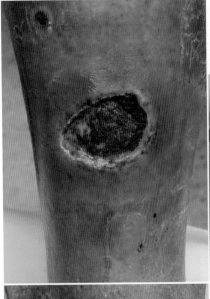
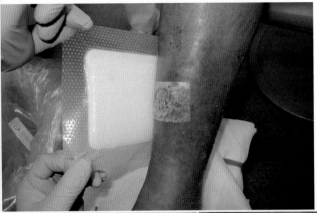
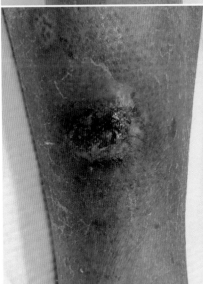
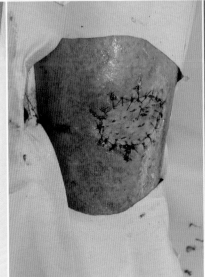
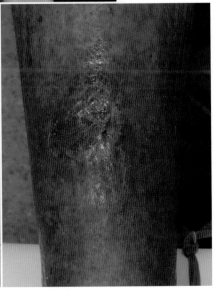

図 5. 症例 2：右下腿蜂窩織炎後潰瘍

a：貼付直前の状態

b：OASIS® は PICO® を用いて固定した.

c：貼付後 3 週目の状態. 潰瘍は平坦となり, 面積は 1/2 程度まで縮小している.

d：3 週目で鼠径部より全層植皮を施行した.

e：術後 3 か月の状態

a	b	
c	d	e

症例 2：78 歳, 男性, 右下腿蜂窩織炎後潰瘍（図 5）

肝細胞癌に対する化学療法中に転倒により右下腿に挫創を受傷後, 感染を合併し, 潰瘍化した. 原疾患による低アルブミン血症や下腿浮腫もあり, 潰瘍は難治化したため当科紹介受診となった. 抗生剤による感染治療により感染は治癒したため, 表面のデブリードマン後, OASIS® を貼付

し PICO®（スミス・アンド・ネフュー, 日本）を使用した固定を行い, 局所陰圧閉鎖療法を行った. 潰瘍は当初 2.5 cm×4 cm の大きさで 3 mm 程度の陥凹を認めていた. 3 週間の NPWT 終了時には潰瘍は平坦となり 1/2 程度まで縮小した. 十分な wound bed preparation が得られたと判断し, 鼠径部からの全層植皮を施行した. 植皮は全生着し, その後も潰瘍は再発していない.

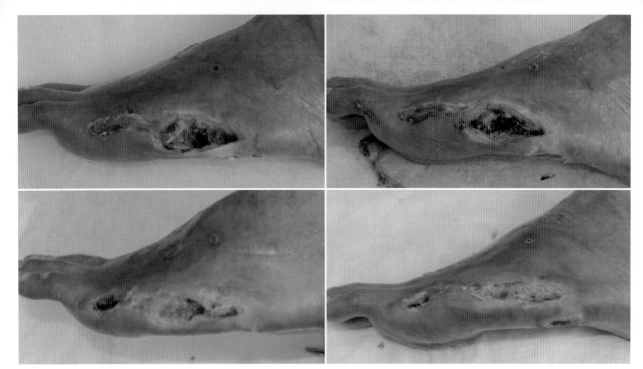

a | b
c | d

図 6. 症例 3：重症下肢虚血による足部潰瘍
a：貼付 1 回目直前の状態．OASIS® は週に 1 回交換した．
b：貼付 2 回目の状態
c：貼付 3 回目の状態
d：4 回目の貼付後 1 週間目の状態．潰瘍は完全に閉鎖した．

症例 3：47 歳，男性，重症下肢虚血による足部潰瘍（図 6）

糖尿病性腎症で維持透析導入されている患者で，左下肢の閉塞性動脈硬化症により左足部外側に潰瘍を生じた．血管内治療による血行再建後，入院を継続し植皮を施行する予定であったが，本人の希望により退院し，外来での OASIS® を使用した保存的治療を継続する方針となった．OASIS® は週 1 回の来院時に古いものを剝がして，新しいものに交換した．自宅では隔日で OASIS® 上のエスアイエイド®・メッシュは残したまま創部を洗浄し，カデックス® 軟膏を塗布してもらった．2 週間後には潰瘍周囲からの急激な上皮化を認め，4 週間後には上皮化が完了した．

考　察

現在様々なタイプの人工真皮が販売されているがほとんどは他の動物から特定の物質のみを抽出し，加工した製品である．したがって，その成分や構造はあくまでも人工的であると言える．OASIS® は医療材料の分類としては人工真皮に含まれるが，前述のようにコラーゲン以外の生体由来の分子が天然の構造を保ったまま数多く含まれている．その中でもフィブロネクチンはコラーゲンに次ぐ量のマトリックス分子であり，様々な細胞のリガンドとして細胞誘導を促し，組織再生のための足場となる重要な役割を果たす[4]．また各種成長因子はマトリックス分子と結合することで細胞外マトリックス内に蓄えられる[5]．このように細胞外マトリックスを原料とした医療材料は複数の分子が存在することでそれぞれが有機的に作用し，より生体に近い足場としての役割を果たすことが期待されている．

OASIS® が創傷治癒に有用である理由の 1 つに炎症の抑制効果がある．NPWT 使用時に OASIS® を half side で併用した比較試験では，組織学的評価での炎症スコアが有意に低かった[1]．また褥瘡に対する NPWT との併用試験ではキャニスター

内の浸出液を分析し，OASIS® 使用群で炎症性サイトカインがダウンレギュレーションされていることが報告されている[2]．慢性創傷ではマトリックスメタロプロテアーゼ（以下，MMP）が過剰に分泌されているが[6]，これに対し OASIS® の原料である SIS は *in vitro*, *in vivo* ともに MMP の活性を直ちに低下させるという研究結果がある[7]．

海外ではいくつかの臨床試験が行われ，その有用性が報告されている．褥瘡を有する成人 130 例を対象とした無作為化対照試験（RCT）では，OASIS® ＋標準治療群（SIS 群）（67 例）と標準治療単独群（63 例）の比較評価が行われた．完治した患者の割合は，標準治療単独群の 29% に対して SIS 群では 40% であった（p＝0.111）．潰瘍表面積が 90% 減少した患者の割合は，標準治療単独群の 38% に対して SIS 群では 55% であり，SIS 群が有意に多かった．（p＝0.037）[8]．糖尿病性足潰瘍を有する患者 73 例を対象とした RCT では OASIS® 使用群 37 例と PDGF を含有する創傷被覆材（Regranex®：日本未発売）使用群 36 例を比較し，12 週間後に各群の完全な創閉鎖率を評価した．その結果，創傷が完全に閉鎖したのは OASIS® 治療を受けた患者 18 人（49%），Regranex® 治療を受けた患者 10 人（28%）と，OASIS® 使用群が多かったが，サンプルサイズが不十分であり 2 群間に有意差は認められなかった（P＝0.055）[9]．静脈性下腿潰瘍患者 120 例を対象とした多施設間での RCT では圧迫療法に OASIS® を併用した群と，圧迫療法単独群で比較が行われ，12 週後の治癒率は OASIS® 併用群が有意に高かった（55% 対 34%，P＝0.0196）．動脈性と静脈性の混合型の下腿潰瘍に対しても通常の創傷被覆材よりも有用であるという報告がある．本邦においても case series ではあるがその有用性が報告されてきている[3][12]．

また最近ではヒトの組織や細胞を使用した ECM を原材料とする医療材料が発表されているが，コストの高さや管理の煩雑さにおいて使用への障壁はまだ高い．興味深いことに糖尿病性足潰瘍に対する Dermagraft®（ヒト新生児包皮由来線維芽細胞を含む有細胞性 ECM）と OASIS® を比較した RCT では，両者は治療成績が同等であることが示唆された[13]．このように比較的入手しやすく管理も容易な OASIS® は，高齢化により増加していく慢性創傷に対してより適応した医療材料となる可能性がある．

参考文献

1) Yeh, D. D., et al.：Histopathological assessment of OASIS Ultra on critical-sized wound healing：a pilot study. J Cutan Pathol. 44(6)：523-529, 2017.
   Summary　急性創傷に対して NPWT と OASIS® を使用した症例で生検を行い，創傷の治癒率と組織学的な炎症の程度をスコアリングして評価した報告．

2) Abou Issa, A. S., et al.：Effect of Oasis-Ultra Matrix on the Healing Rate of Stage Ⅳ Pressure Wounds. Plast Reconstr Surg Glob Open. 4(9 Suppl)：203-204, 2016.
   Summary　褥瘡に対して NPWT 単独使用群と NPWT に OASIS® 併用した群の治癒率を比較した RCT．さらにキャニスター内の浸出液を分析し，成長因子と炎症性サイトカインの量を評価している．

3) 緒方英之ほか：Werner 症候群患者の足部難治性潰瘍に対し，局所陰圧閉鎖療法と細胞外マトリックスグラフトの併用が奏功した 2 例．創傷（印刷中）
   Summary　Werner 症候群患者の下肢潰瘍に対し OASIS® と NPWT を使用した症例報告．

4) Badylak, S. F.：The extracellular matrix as a scaffold for tissue reconstruction. Semin Cell Dev Biol. 13(5)：377-383, 2002.
   Summary　ECM の構造や，構成成分の解説や，ECM を足場とした組織再生に関しての総論．

5) Hiles, M., et al.：Tissue engineering a clinically useful extracellular matrix biomaterial. Int Urogynecol J Pelvic Floor Dysfunct. 17 Suppl 1：S39-S43, 2006.
   Summary　インプラント材料としての ECM に関して外科医の視点から書いた総説．

6) Weckroth, M., et al.：Matrix metalloproteinases, gelatinase and collagenase, in chronic leg ulcers. J Invest Dermatol. 106：1119-1124, 1996.
   Summary　急性創傷と慢性下腿潰瘍からの浸出

液を比較し，慢性創傷では各種コラゲナーゼ活性が高いことを報告した．

7) Shi, L., et al.：In vitro and in vivo studies on matrix metalloproteinases interacting with small intestinal submucosa wound matrix. Int Wound J. **9**(1)：44-53, 2012.
   Summary SIS が in vitro と in vivo のどちらにおいても MMP の活性を下げる効果があることを報告した研究．

8) Brown-Etris, M., et al.：An extracellular matrix graft(Oasis® wound matrix)for treating full-thickness pressure ulcers：A randomized clinical trial. J Tissue Viability. **28**(1)：21-26, 2019.
   Summary 褥瘡に対しての OASIS® の有用性を評価した RCT．

9) Niezgoda, J. A., et al.：Randomized clinical trial comparing OASIS Wound Matrix to Regranex Gel for diabetic ulcers. Adv Skin Wound Care. **18**(5 Pt 1)：258-266, 2005.
   Summary 糖尿病性足潰瘍に対する治療として OASIS® と Regranex® Gel を比較した RCT．

10) Mostow, E. N., et al.：Effectiveness of an extracellular matrix graft(OASIS Wound Matrix)in the treatment of chronic leg ulcers：a randomized clinical trial. J Vasc Surg. **41**(5)：837-843, 2005.

11) Romanelli, M., et al.：Randomized comparison of OASIS wound matrix versus moist wound dressing in the treatment of difficult-to-heal wounds of mixed arterial/venous etiology. Adv Skin Wound Care. **23**(1)：34-38, 2010.
   Summary 動静脈混在性の下肢潰瘍に対して OASIS® 使用の有無で効果を比較した RCT．

12) 東田隆治ほか：慢性難治性潰瘍に対する細胞外マトリックス（ブタ小腸粘膜下組織）グラフト（OASIS）の使用経験．日下肢救済・足病会誌．**11**(3)：104-109，2019.
   Summary 国内最初の OASIS® 使用に関する症例報告．

13) Tchanque-Fossuo, C. N., et al.：Cellular versus acellular matrix devices in the treatment of diabetic foot ulcers：interim results of a comparative efficacy randomized controlled trial. J Tissue Eng Regen Med. **13**(8)：1430-1437, 2019.
   Summary 生きた細胞を含む ECM である Dermagraft®，細胞を含まない OASIS®，標準的治療の3群間で糖尿病性足潰瘍に対する治療効果を比較した RCT．

Summary 静脈性下腿潰瘍に対する圧迫療法単独群と OASIS® 併用療法群での治癒率を比較した RCT．

PEPARS No.163：62-67, 2020

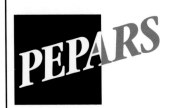

◆特集／人工真皮・培養表皮 どう使う，どう生かす

創内持続陰圧洗浄療法(IW-CONPIT)と人工真皮の併用療法

守永圭吾[*1]　橋口晋一郎[*2]　清川兼輔[*3]

Key Words：感染創(wound infection)，創内持続陰圧洗浄療法(Intra Wound COntinuous Negative Pressure and Irrigation Treatment：IW-CONPIT)，人工真皮(artificial dermis)，腸管露出(bowel exposure)

Abstract 我々は，以前より局所陰圧閉鎖療法に持続洗浄療法を組み合わせた治療法，創内持続陰圧洗浄療法を開発し，感染創の早期治癒を可能としてきた．今回の目的は，腸管や大血管などの重要臓器が露出した感染創，骨や腱などが露出し植皮や肉芽形成が困難な開放創を，人工真皮を併用することで効率的に治癒させることにある．

実際の方法としては，まず可及的に感染創や壊死組織のデブリードマンを行う．次に重要臓器や骨・腱が露出している部位に人工真皮を貼付し，創内持続陰圧洗浄療法を行い，感染が沈静化し肉芽が十分に形成された段階で，植皮や筋弁などの移植術を行う．

重度感染創の治療では，入院期間の延長や労働力の増加など医療システム上の深刻な問題点が存在するが，本法はこれらの問題点を大幅に軽減した．本法には人工物の種類やデブリードマンできない壊死組織の遺残などによる限界はあるものの，従来の方法では極めて難治であった重度感染創の早期治癒を可能とした．本法は，患者および医療従事者の双方にとって非常に合理的で有用な方法と考えられる．

はじめに

開腹や開胸術後で感染を合併した症例では，感染が重度になると生命の危険があるだけでなく，感染が沈静化し創治癒に至るまで長期間を要することが多い．さらに腸管や大血管などの露出を合併すると，その治療は極めて困難なものになる．一方，開放骨折などの外傷では，感染を合併した場合には治療が長期化するだけでなく，骨髄炎を併発すると四肢切断の可能性もある．我々は，すでに感染創や難治性潰瘍に対する創内持続陰圧洗浄療法(Intra Wound COntinuous Negative Pressure and Irrigation Treatment：以下，IW-CONPIT)の有用性について報告してきた[1)~3)]．

しかし，露出した腸管や大血管に IW-CONPIT を施行する場合，腸管や大血管にスポンジが直接接触するとそれらの臓器を損傷し新たに腸瘻や出血を合併する可能性がある．そのため，直接フォーム材が重要臓器に接しないための工夫と臓器上への安全な肉芽形成が必要である．また骨や腱などの上には肉芽形成が困難であるため，感染の治療や予防を行うだけでなく，それらの上に肉芽形成を図る必要がある．人工真皮は肉芽形成が困難な骨や腱にも真皮様組織を形成することができ，最終的には植皮による創治癒が可能となる．しかし，感染創内での人工物(人工真皮)の使用は原則禁忌とされており，感染のコントロールが重要である．IW-CONPIT は，感染創の持続的洗浄

*1 Keigo MORINAGA，〒830-0011 久留米市旭町 67 番地 久留米大学形成外科・顎顔面外科，准教授
*2 Shinichirou HASHIGUCHI，同
*3 Kensuke KIYOKAWA，同，教授

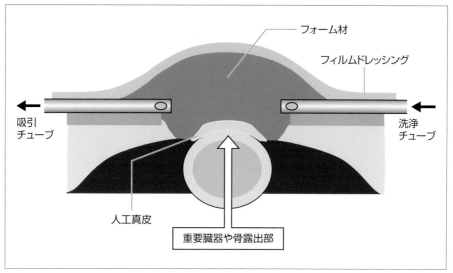

図 1. 創内持続陰圧洗浄療法(IW-CONPIT)と人工真皮の併用療法
(参考文献 7 より一部引用)

を行うことで，感染をコントロールしつつ感染創内での人工真皮の併用を可能とした[4]~[6]．本論では，創内持続陰圧洗浄療法(IW-CONPIT)と人工真皮の併用療法の有用性について症例を交えて報告する．

IW-CONPIT と人工真皮の併用療法

まずポケットや皮下トンネルなどがある創では，それらを広く切開・開放し，壊死組織およびその周囲の残糸や異物などを含めて確実なデブリードマンを行う．次に，露出した重要臓器(腸管，心臓，大血管など)の上に，人工真皮のコラーゲンスポンジを重要臓器側に，シリコン膜を上側に向けた状態で貼付する．これにより，IW-CONPIT で用いるフォーム材が直接臓器に接することによる臓器の損傷(穿孔の発生)を防止できるだけでなく，同時に臓器上への速やかな肉芽の増生を図ることができる．この際，人工真皮下に血液や浸出液が貯留すると，人工真皮が浮いてしまい真皮様組織(肉芽)の形成が見込めないだけでなく，感染を重篤化させるリスクとなる．そのため，人工真皮に多数のドレナージ孔をあけることが重要であり，メッシュタイプがある場合にはそれらを使用する．次に，フォーム材を創面および人工真皮に密着させるように創内に充填し，2 本のチューブの先端をフォーム材の最も離れた対角線上の両端に留置する．その後，ポリウレタンフィルムで創全体を密閉腔とし，2 本のチューブにそれぞれ生食ボトルと持続吸引器を連結し，持続吸引を開始する．フォーム材の交換頻度を週 2 回程度とし，創の状態を確認しつつ必要に応じてデブリードマンを追加する．この際，感染のコントロールが不十分な段階では人工真皮が生着していないため，それらを洗い流して除去し，新しい人工真皮を貼布する．創の状態が改善した段階で，植皮や筋弁等の移植術を行う[7](図 1)．

症　例

症例：75 歳，男性．開腹術後腹壁離開創腸管露出症例

既往歴：糖尿病，慢性腎不全により人工透析中

現病歴：泌尿器科で膀胱癌に対し膀胱全摘術が施行された．術後に腹部正中創に感染を認め，創離開が生じたため連日の洗浄処置を行っていたが，改善しないため当科を紹介され受診した．

初診時所見：腹腔内へ交通する瘻孔を認め，一部腸管が露出していた．炎症所見は WBC；10,300，NEUT；75.8，CRP；7.9 と高値であっ

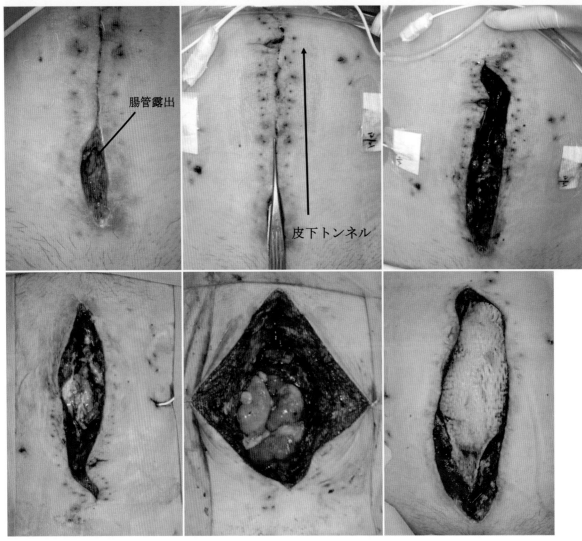

図 2-a～f. 症例

a～c：初診時所見
　a：腸管の露出を認める.
　b：皮下トンネルを認める.
　c：局所麻酔下に皮下トンネルを開放
d，e：全身麻酔下所見
　d：腸管露出部周囲のデブリードマンを施行
　e：腸管露出部を広く認めた.
f：露出した腸管に人工真皮貼布

a	b	c
d	e	f

た. さらに全身状態が悪化しており, 早急な創の開放とデブリードマンが必要な状態であった. そのため, 同日局所麻酔下に, 創部を可及的に開放した. まず, 下腹部より頭側に鑷子の入るポケットを認めたため, ポケット切開を行った. 創の開放時多量の排膿を認め, 最も汚染されている部位は広く開放された.

その後の治療経過：泌尿器科での最終手術より16 日後に, 全身麻酔下に残糸や壊死組織のデブリードマンを行った. それに伴い腸管が広く露出した状態となったため, 止血を確認後, 腸管上に人工真皮を貼付し, IW-CONPIT を開始した. 陰圧を－50 cmH₂O とし, 洗浄量を 1 日 3,000 m*l*(生理食塩水)とした. 人工真皮には, テルダーミス®

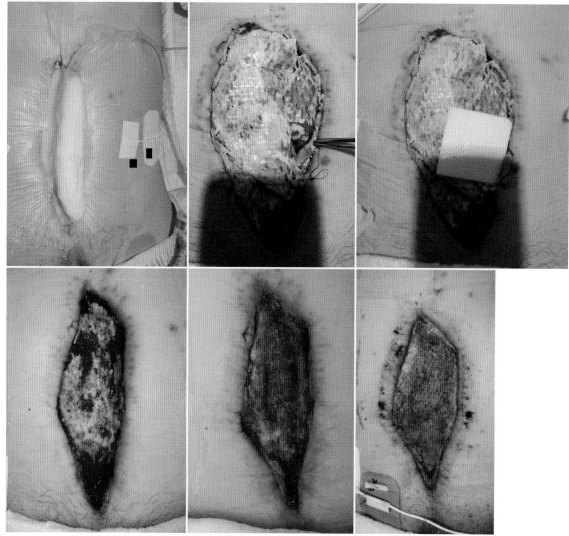

g | h | i
j | k | l

図 2-g～l. 症例

g：IW-CONPIT を開始
h：人工真皮が生着できない部分を認める.
i：新たに人工真皮を貼布
j：IW-CONPIT 開始 3 週. 真皮様組織の生着を認める.
k：IW-CONPIT 開始 4 週. 良好な肉芽を認めるため分層植皮術を施行
l：植皮術後 9 日目の所見. 分層植皮の生着を認める.

真皮欠損用グラフト（アルケア株式会社）のメッシュ補強ドレーン孔タイプを使用した.

　本法を開始後，特に合併症は認めなかった. 本法開始後初期の段階で感染のコントロールがまだ十分でない時期に，人工真皮が一部生着せず腸管が再度露出した. この部位には新たに人工真皮を追加で貼付し，IW-CONPIT を継続した. 本法開始後28日目には，腸管上も含め創面全体に良性肉芽の増生が見られたため，分層植皮を行った. 植皮後 9 日目には創はほぼ上皮化し，退院となった.

　その後，外来で 9 か月間経過観察中であるが，感染の再燃はなく経過は順調である. また，生じた腹壁瘢痕ヘルニアに対しては，今後前鞘付き双茎腹直筋などによる再建[8]を計画している（図 2）.

考　察

　創傷治癒の基本原則として，感染創内で異物を用いることは禁忌である．たとえば人工血管が感染した縦隔炎などでは，人工血管の再置換をせざるを得ない状況がある．そのような場合に再度感染を併発すると，死に至る危険性が極めて高くなる[9]．しかし我々はIW-CONPITを用いることで，全例ではないもののこのような人工血管感染例を治癒させることができた[4]．このことは極めて画期的なことであり，1つのブレークスルーと考えられる．このような感染創内に異物（人工血管）がある症例でもその治癒を可能にしたことが，同様に人工真皮を併用できると判断した1つの大きな理由である．

　感染が活発な時期においては，人工真皮内に組織が侵入してそれが生着することはなく，簡単に洗い流すことができる．またその生着しなかった人工真皮は大量の菌に汚染されているため，フォーム材交換の際に洗い流し，新しい人工真皮を貼布する．その後感染がコントロールされてくると，いつの時期からか人工真皮内への組織の侵入が始まる．この侵入時期を我々医師が判断するのは不可能である点を考慮すると，本法はまさに合理的な治療法と言える．そして，人工真皮が完全に生着すると，露出した臓器の表面は真皮様組織（肉芽）で覆われ，それが損傷されるリスクは格段に低下する．つまり，IW-CONPITでは感染創を持続的に洗浄し続けることで人工真皮周囲を含め創内の細菌数を極力減少させ，ある時点から自己の創傷治癒能力の方が細菌に勝り人工真皮が生着すると考えられる[7]．我々は腸管露出を伴う腹部離開創[5]や心臓・大血管の露出を伴う縦隔炎[4]および肺の露出を伴う膿胸[10]などにおいて，その有効性を既に報告している．

　2017年より，我が国でも最新の治療システムV. A. C. ULTA®（KCI Co., Ltd.）が使用可能となり，感染症例にも使用可能となった．本品は，NPWTに使用される従来の陰圧創傷治療システムに，間欠的に生理食塩水を自動注入するシステムである．一定時間フォーム材を生理食塩水で浸漬させた後その生食水を吸引し，局所的に陰圧をかけることを繰り返すことで，創傷管理を行う装置である．このように創面への陰圧付加と休止を繰り返すことで，その機械的刺激によって持続的に陰圧を付加するよりも肉芽の状態が改善されるとの報告もある[11]．本装置はこの理論をもとに開発されたもので，間欠的な陰圧付加と洗浄を行う装置であり[1]，我が国でもその有効性が報告されている[12][13]．一方IW-CONPITは，陰圧付加と洗浄を持続的にしかも同時に行う方法である．感染創で感染を確実にコントロールするにはまず細菌に再増殖するチャンスを与えないことが最も重要である点を考慮すると，持続的に洗浄する方が感染のコントロールには適していると考えられる．IW-CONPITによって感染が早期に沈静化されてくると，ある時点から自然と同時に行っている局所陰圧閉鎖療法（NPWT）の効力が発揮され，wound bed preparation（WBP）が開始されることになる．したがって，感染が完全に沈静化した時には，すでにWBPがある程度進んでいることになり，その分だけその後のWBPに要する時間を削減することができる．感染例においてNPWTによるWBPが開始される時期を人間の眼によって正確に判断することは不可能であり，前述した人工真皮の生着機転と同様にその点でも本法は極めて合理的な方法であると考えられる．

まとめ

　腸管や大血管などの重要臓器の露出を伴う感染創は，あらゆる施設で起こり得る重篤な術後合併症である．創内持続陰圧洗浄療法（IW-CONPIT）と人工真皮の併用療法は，あらゆる施設で誰もが容易に施行可能な方法であり，また人工真皮の生着とWBPが自然かつ合理的に行われることにより，重要臓器が露出した感染創に対するルーチンな治療法になり得ると考えられる．

参考文献

1) Kiyokawa, K., et al.：New continuous negative-pressure and irrigation treatment for infected wounds and intractable ulcer. Plast Reconstr Surg. **120**：1257-1265, 2007.

2) 西　由起子，守永圭吾ほか：腹部創感染・離開に対する創内持続陰圧洗浄療法の有用性．創傷. **2**：20-25, 2011.

3) 清川兼輔，高橋長弘：【局所陰圧閉鎖療法】持続洗浄を併用した局所陰圧閉鎖療法　創内持続陰圧洗浄療法．形成外科. **53**：293-300, 2010.

4) Morinaga, K., et al.：Results of intra-wound continuous negative pressure irrigation treatment for mediastinitis. J Plast Surg Hand Surg. **47**：297-302, 2013.

5) Morinaga, K., et al.：Treatment of abdominal surgical wound dehiscence with bowel exposure and infection：using intrawound continuous negative pressure, irrigation, and application of artificial dermis. Ann Plast Surg. **82**：213-217, 2019.

6) 清川兼輔ほか：【運動器傷害における治療法の新しい試み】膝関節　その他　四肢開放骨折(Gustilo 分類 type ⅢB)に対する創内持続陰圧洗浄療法を用いた新しい治療戦略．整形外科. **62**：905-909, 2011.

7) 守永圭吾，清川兼輔：創傷に対する新しい治療法—局所陰圧閉鎖療法(NPWT)から創内持続陰圧洗浄療法(IW-CONPIT)について．久留米医会誌. **75**：361-373, 2020.

8) 守永圭吾ほか：広範囲腹壁瘢痕ヘルニアに対する自家組織移植による再建　当科における治療戦略．日形会誌. **29**：526-533, 2009.

9) 大石恭久，塩瀬　明：【人工臓器と感染】人工血管感染の外科治療．人工臓器. **47**：230-233, 2018.

10) 井野　康ほか：【陰圧閉鎖療法の理論と実際】当科における慢性膿胸に対する治療戦略．PEPARS. **97**：72-78, 2015.

11) Morykwas, M. J., Argenta, L. C., et al.：Vacuum-assisted closure：a new method for wound control and treatment：animal studies and basic foundation. Ann Plast Surg. **38**：553-562, 1997.

12) Lessing, M. C., et al.：Comparison of the effects of different negative pressure wound therapy modes-continuous, noncontinuous, and with instillation-on porcine excisional wounds. Eplasty. **13**：e51, 2013.

13) 中道美保ほか：当院での感染創に対する NPWTi-d の治療経験．日形会誌. **39**：595-603, 2019.

PEPARS No.163：68-77, 2020

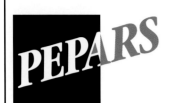

◆特集／人工真皮・培養表皮 どう使う，どう生かす

人工真皮と bFGF の併用療法

櫻井　敦*

Key Words：人工真皮(artificial dermis)，トラフェルミン(basic fibroblast growth factor：bFGF)，同時植皮(one-step grafting)，局所陰圧閉鎖療法(negative pressure wound therapy：NPWT)

Abstract　　人工真皮を用いる際，トラフェルミン(bFGF：フィブラスト® スプレー)を併用すれば，コラーゲンスポンジ内への線維芽細胞の侵入増殖や血管新生が促進されるため，良好な母床形成に有用であることが知られている．治療効果を上げるためにはbFGFを1週間程度，連日投与することが推奨されており，bFGFの徐放作用を持つ人工真皮(ペルナック G プラス®)を使用すれば，術後処置の手間が軽減されて便利である．使用にあたってはトラフェルミンの1日最大投与量が1,000 μg であることに留意する必要があり，我々は広範囲症例へ使用する場合，より高い治療効果を期待する部位(腱や骨の露出部位，関節面など)を選んで用いるようにしている．単層タイプ(上層のシリコーン膜がなく，コラーゲンスポンジのみのもの)は外傷症例のほか，分層植皮との同時移植にも使いやすく，今後もbFGFの徐放作用を活かすことで，様々な創傷に治療効果が期待できるものと思われた．

はじめに

　人工真皮を用いる際，bFGF(トラフェルミン：フィブラスト® スプレー，科研製薬株式会社)を併用すれば，コラーゲンスポンジ内への線維芽細胞の侵入増殖や血管新生が促進され，良好な母床形成に有用であることが知られており[1~4]，当院でも外傷や皮膚潰瘍などの治療に好んで用いてきた．しかし，良好な結果を得るためには，術中のみならず術後に何度もガーゼ交換を行い，bFGFをシリコーン膜下に注入する必要があった．

　2018年に承認された新規人工真皮ペルナック G プラス®(グンゼ株式会社)は，コラーゲンスポンジ内にアルカリ処理されたゼラチンを混合させることで，術中に含浸させたbFGFを1週間程度，創部に徐放する機能を持つ[5]ため，従来の人工真皮と比べてbFGFの併用が容易となった．本稿では，当院で経験したbFGFと人工真皮の併用症例につき供覧するとともに，治療上のポイントと注意点について述べる．

　症例1：46歳，男性

　20歳頃より殿部から排膿があり，以後は炎症と排膿を繰り返していた(図1-a)．根治目的に当科紹介受診となり，局所処置と抗生剤内服により炎症が落ち着いた時点で手術を計画した．手術は全身麻酔下，伏臥位にて開始し，深筋膜上で病変を全切除した後，十分に止血，洗浄を行った(図1-b)．深筋膜上にbFGFを含浸させたペルナック G プラス® ドレーン孔タイプを貼布し，周囲をナイロン糸で縫合した後，NPWT(Info V. A. C.®，ケーシーアイ株式会社)を用いて−100 mmHgで固定している(図1-c, d)．肛門近傍かつ炎症性病変の切除部位であったため，感染に留意しながら慎重に経過を観察し，1週間後に初回のガーゼ交換を行った．その後も人工真皮のズレや感染は認めず，良好な母床形成が可能であった(図1-e)．股

＊　Atsushi SAKURAI, 〒675-8555　加古川市神野町神野203　加古川医療センター形成外科，部長

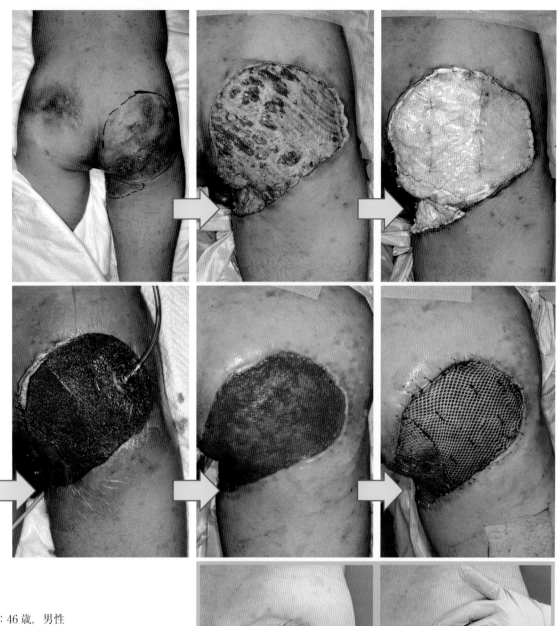

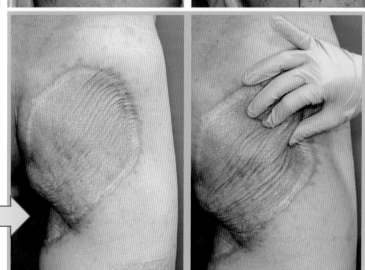

図 1.
症例 1：46 歳，男性
　　a：殿部化膿性汗腺炎（慢性膿皮症）
　　b：深筋膜上で病変を切除
　　c：ペルナック G プラス® 貼布時
　　d：NPWT − 100 mmHg で固定
　　e：良好な母床が形成されている．
　　f：1.5 倍メッシュ植皮を施行
　　g，h：術後 1 年の状態
（櫻井　敦：ペルナック G プラス® を用
いた殿部化膿性汗腺炎の治療．創傷治
癒の現状と人工真皮のブレイクスルー．
森本尚樹編．53-55，メディカルレ
ビュー社，2019．より転載，一部改変）

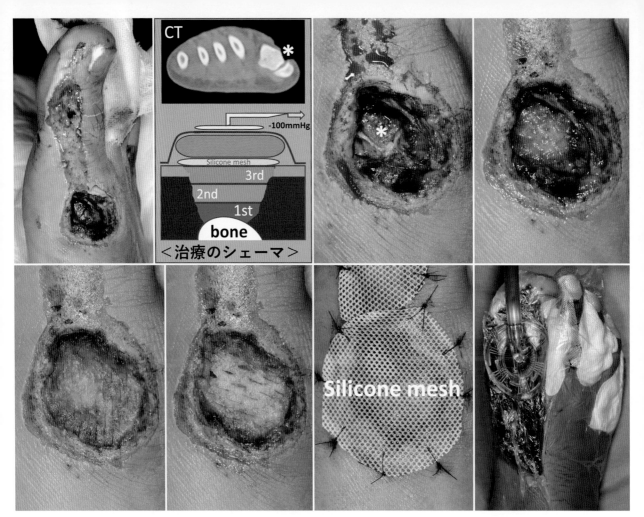

図 2. 症例 2：17 歳，男性
a：初診時の所見
b：CT 像とシェーマ
c：＊骨露出を認める．
d：1 層目の人工真皮を貼布
e：2 層目
f：3 層目
g：シリコーンメッシュで保護
h：NPWT － 100 mmHg で固定

a	b	c	d
e	f	g	h

関節および下肢の十分なリハビリを行って機能を維持したうえで，4 週間目に植皮術（1.5 倍メッシュ植皮，14/1,000 inch）を施行した（図 1-f）．植皮は全生着し，しなやかで質感も良好となっている（図 1-g，h）．

　症例 2：17 歳，男性
　バイク走行中の交通事故で右足部に挫滅創を受傷した（図 2-a）．母趾中足骨が露出する皮膚軟部組織欠損を認めたため（図 2-c），受傷翌日に当科紹介受診，同日に手術施行となった．全身麻酔下に十分なデブリードマン，洗浄を施行した後，bFGF を含浸させたペルナック G プラス® 単層・ドレーン孔タイプ（シリコーン膜がなく，コラーゲンスポンジ層のみのもの）を用いた wound bed preparation を施行した（図 2-b）．欠損が深かったため，bFGF を含浸させたものを 3 層重ねにして

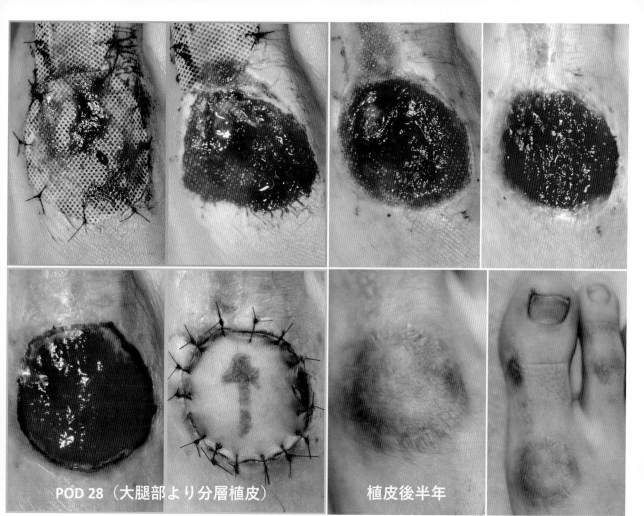

POD 28（大腿部より分層植皮）　　植皮後半年

| i | j | k | l |
| m | n | o | p |

図 2 のつづき. 症例 2：17 歳，男性

i：術後 7 日目（初回ガーゼ交換時）
j：同，シリコーンメッシュ除去時
k：術後 10 日目
l：術後 14 日目
m：術後 28 日目
n：同，植皮片縫着時
o，p：植皮術後半年の状態

貼布し（図 2-d〜f），コンタクトレイヤーとしてシリコーンメッシュ（エスアイ・メッシュ：アルケア株式会社）で保護した上で（図 2-g），NPWT（Info V. A. C.®）を用いて − 100 mmHg で固定した（図 2-h）．当初 2，3 層目は bFGF の徐放作用および骨周囲に貼布した最下層の乾燥を防ぐ意味で用いたが，結果的に 3 層すべてが生着し，短期間で安定した母床形成が可能であった（図 2-i〜m）．母趾

MP 関節，足関節を含めたリハビリを経て，4 週間目に局所麻酔下に植皮術（シート状，大腿部より剃刀で採皮）を施行した（図 2-n）．植皮は全生着し，母趾 MP 関節の拘縮も認めない（図 2-o, p）.

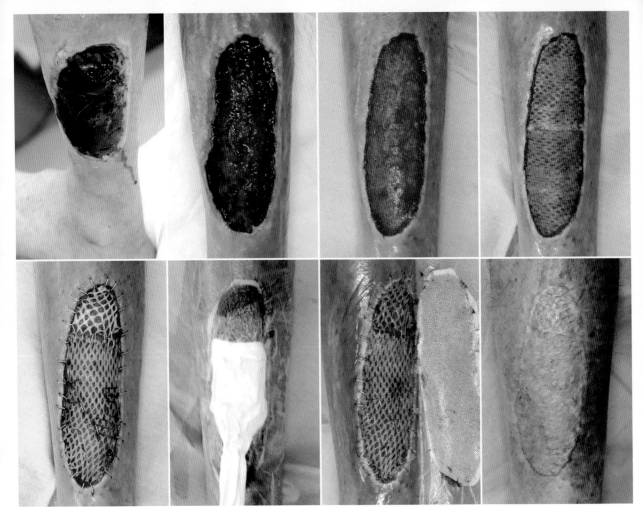

図 3. 症例 3：84 歳，男性

a：初診時の所見
b：皮下血腫除去時の状態
c：デブリードマン終了時
d：bFGF を浸漬させたペルナック G プラス® を貼布
e：人工真皮の上から同時植皮を行った．
f：NPWT − 100 mmHg にて固定
g：1 週間後，初回ガーゼ交換時
h：2 か月後の状態

a	b	c	d
e	f	g	h

症例 3：84 歳，男性

抗血小板薬を服用中に自宅で転倒し，右下腿を打撲した．同部へ皮下血腫を生じたため，近医で処置を受けたが，皮膚壊死を伴ってきたため当科紹介受診となった(図 3-a)．局所麻酔下に壊死組織を除去すると，皮下に大量の凝血塊を認めた．以後，外用剤処置にて wound bed preparation を進め，3 週間目に手術を計画した．全身麻酔下に十分なデブリードマン，洗浄を施行した後(図 3-c)，bFGF を含浸させたペルナック G プラス® 単層・ドレーン孔タイプを先に貼布し(図 3-d)，その上から 1.5 倍に加工したメッシュ植皮 (16/1,000 inch で大腿部から採取，頭側の一部は採皮創を縫合閉鎖する時に得られた全層皮膚を用いている)を用いて同時移植を行った(図 3-e)．コンタクトレイヤーとしてシリコーンメッシュを貼布した後，NPWT(RENASYS™ TOUCH，スミス・アンド・ネフュー株式会社)を用いて −100 mmHg で固定している(図 3-f)．1 週間後に初回のガーゼ交換を実施し，植皮の全生着を確認した．今回は採皮創を縫合閉鎖する方針であったため，やや厚目の分層植皮と全層植皮を併用したが，経過も通常の植皮時と同様であり，鬱血や水疱形成も認めず安定していた(図 3-g，h)．

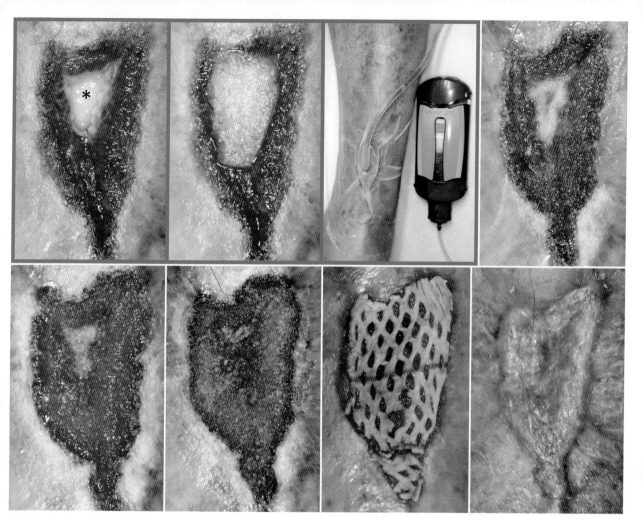

a	b	c	d
e	f	g	h

図 4. 症例 4：64 歳，男性
a：＊脛骨の露出を認める．
b：bFGF を浸漬させたペルナック G プラス® を 3 層重ねで貼布
c：NPWT−125 mmHg で固定
d：1 週間後
e：2 週間後
f：3 週間後
g：分層植皮術を施行
h：1 か月後の状態

症例 4：64 歳，男性

　トラック運転中に停車中の乗用車に衝突し，左下腿に Gustillo ⅢA（当初）受傷．経過中，徐々に軟部組織が壊死し，脛骨皮質が部分的に露出した（図 4-a）．十分にデブリードマン，洗浄を施行した後，bFGF を含浸させたペルナック G プラス® 単層・ドレーン孔タイプを 3 層に重ね貼布し（図 4-b），NPWT（SNaP® 陰圧閉鎖療法システム，ケーシーアイ株式会社）を用いて−125 mmHg で固定している（図 4-c）．1 週間後に初回のガーゼ交換を行ったが感染徴候はなく，部分的に良好な母床形成を認めた（図 4-d）．中心部に生じた不活化

組織を丁寧にデブリードマンした後，初回使用時に（bFGF を含浸させずに）保存しておいた残りの人工真皮を同様に貼布して，NPWT を継続．この操作を 1 週間に 1 回程度繰り返したところ良好な母床形成を認めた（図 4-e, f）．なお，この期間中も患肢の下垂，荷重を含めた歩行訓練を連日実施したが，創治癒に悪影響を及ぼさなかった．4 週間後，局所麻酔下に植皮術（メッシュ状，大腿部より剃刀で採皮）を施行（図 4-g）．植皮は全生着し，経過良好となっている．

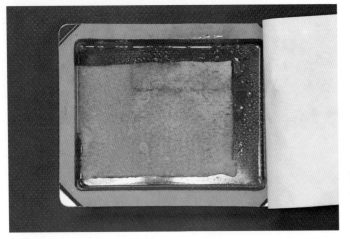

図 5.
ペルナック G プラス® 単層ドレーン孔
タイプに bFGF を浸漬させたところ

考 察

　人工真皮と bFGF の併用療法は，その有用性に関して以前より報告があり[1]~[4]，当院でも外傷や皮膚潰瘍などの治療に好んで用いてきた．我々の行っている手技は，手術時にまず創面へ bFGF を噴霧し，その後 bFGF を含浸させた人工真皮を創面へ貼布するものである．bFGF を人工真皮へ含浸させる際，まず全体に噴霧して表層に馴染ませてから，残り半分程度の溶液を人工真皮の封入されているプラスティック容器に入れて，全体を浸すようにしている(図 5)．

　人工真皮を用いる際，感染徴候がなければ，植皮術に準じて 1 週間程度はドレッシングを維持したいと考えているが，その一方で治療効果を上げるためには，1 週間程度，bFGF を連日もしくは隔日投与することが推奨されている[1]~[3]．従来の人工真皮であれば，術後も頻回にガーゼ交換を行い，bFGF をコラーゲンスポンジ層に含浸させる必要があった．その際，ドレーン孔タイプであっても，シリコーン膜表層から bFGF を噴霧するだけでは効率よくコラーゲンスポンジ層に含浸させることは難しいため，シリコーン膜の隙間やドレーン孔から注入する作業が必要となる．この手技は煩雑なうえに均一に散布することが難しく，またベッドサイドでの頻回な処置は，患者，医療者ともに負担となっていたばかりでなく，人工真皮へ contamination を起こすリスクも危惧された．bFGF の徐放性能をもつペルナック G プラス®

を用いることで，感染徴候がなければ 1 週間程度はガーゼ交換が不要となる．その結果，煩雑な手間から解放されるだけでなく，従来であれば頻回に交換する必要があったために，コスト面から使用が躊躇された NPWT も併用しやすくなった．

＜使用にあたっての注意点＞

　bFGF を含浸させたペルナック G プラス®を創面に貼布する使用方法は，薬事承認を得られていない関係上，使用説明書に記載されていない．理由はフィブラスト®スプレーの添付文書に「創面に直接スプレーを散布すること」と記載されているためである．普段，潰瘍や褥瘡の処置を行う際，外用剤を創面に塗布してからガーゼを当てるか，先にガーゼに塗布してから創面に当てるかの違いと同様と考えれば，医師の裁量の範囲内と思われるが，当院での使用にあたっては，念のため院内倫理委員会の承認を得ている．

　コラーゲンスポンジ層に bFGF を含浸させる際の標準濃度は $10\,\mu g/cm^2$〔S サイズ(82×60 mm)にフィブラスト®スプレー $500\,\mu g$ を 1 本分含浸させたときの濃度〕とされる[6]が，トラフェルミンの 1 日最大投与量は $1{,}000\,\mu g$ であることに留意する必要がある．フィブラスト®スプレー $500\,\mu g$ を 2 本使用する場合，治療効果が認められる $5\,\mu g/cm^2$ まで滅菌蒸留水や生理食塩水で等倍に希釈すれば LL サイズ(120×240 mm)まで使用が可能となる[6]．しかし広範囲症例へ使用する場合は LL サイズであっても全体に用いることができない．その際我々は，より高い治療効果を期待する部位(腱

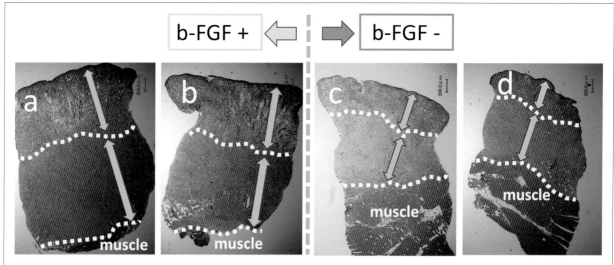

	a	b	c	d
Granulation tissue ⇕	1,457.73	1,452.81	697.36	618.33
Dermis-like tissue ⇕	**2,122.19**	**1,732.18**	**1,158.63**	**1,188.45**
total	3,579.92	3,184.99	1,855.99	1,806.78

(μm)

図 6.
病理組織所見

や骨の露出部位，関節面など）に含浸させたもの
を用い，その周囲には含浸させていない通常のも
のを貼布している．症例１において，一部 bFGF
を含浸できなかった部分があったが，全体的に良
好な母床形成が得られ，表面上の違いは認識でき
なかった．そこで全身麻酔下に植皮術を行う際，
bFGF を含浸させた部位とそうでない部位のそれ
ぞれ 2 か所ずつから組織生検を施行した．（実施に
あたっては，患者の同意を得た上で，当院倫理委
員会の承認を得ている．）組織所見（図 6）では筋層
直上に，生着した人工真皮と思われる膠原線維の
増生した部分（いわゆる真皮様組織）を認め，その
上に連続してシリコーン膜を除去した後に生じた
と思われる炎症細胞浸潤，血管新生を伴う肉芽組
織を認める．bFGF を含浸させた部位では，そう
でない部分に比べて真皮様組織，肉芽組織ともに
厚みが増す傾向にあった．創傷治癒には様々な要
因が作用することから，あくまでも参考値ではあ
るが，bFGF を含浸させることで速やかな母床形
成を促している可能性が示唆された．

＜単層タイプについて＞

　表層のシリコーン膜がなく，コラーゲンスポン
ジ層のみの「単層タイプ」は，重ねる，充填すると
いった使い方が可能であり，症例に提示したよう
に様々な治療効果が得られる．

　症例 2 において，2 層目，3 層目は 1 層目を生着
させるための bFGF 徐放効果と NPWT による乾
燥予防効果を狙って貼布したものであり，当初，
生着はそれほど期待していなかった．結果的に 3
層とも生着したことで，大幅な治療期間の短縮が
得られた訳だが，bFGF の徐放効果に加え，創部
の状態（損傷の程度，感染の有無，血流の状態，創
底の深さ，面積など）と適切なデブリードマン，
NPWT など，様々な要素が相まって，最大限の治
療効果が得られたものと思われる．ただ，深い創
傷を治療する際，人工真皮を何層か重ねて埋めて
しまう方法は，従来のものでは発想自体及ばな
かったものであり，bFGF の徐放効果による母床
形成の速さを実感した 1 例であった．今後更に症
例を重ね，その適応と限界につき検討していきた
いと考えている．一方，症例 4 においては，1 回
の処置だけで十分な wound bed preparation を行
うことが難しかった．しかしベッドサイドにおい
て，同様の処置を繰り返し行えるため，リハビリ

をしっかりと進めながらの創閉鎖が可能であった．人工真皮を使用する際，通常は感染に留意しながら，全体を生着させることを目標に治療を行う．しかし bFGF の徐放機能を持つ単層タイプでは，bFGF の DDS(Drug Delivery System)機能も期待し，部分的に生着しなくても繰り返し用いることで wound bed preparation を進めていく方法も可能と考える．

NPWT と併用する際，単層タイプは保護層であるシリコーン膜を持たないため，当初はフォームフィラーによる損傷や乾燥のために生着が阻害されることが危惧された．我々は症例 2 において，シリコーンシートをコンタクトレイヤーとして用いることで，問題なく生着することを確認し，以後同様の処置を行っている．また，血腫や漿液腫形成を予防し NPWT の併用効果も高いと思われるドレーン孔タイプ(スリット状のドレナージ孔が開いているもの)を好んで用いている．

＜人工真皮と自家植皮の同時移植に関して＞

人工真皮と自家植皮の同時移植は，人工真皮を安定させてから 2 期的に植皮を行う従来の方法に比べて，治療期間を大幅に短縮できるメリットがあり，1990 年頃より様々な報告が見られる[7)〜14)]．同時移植の際，既存の人工真皮では結果的に生着はするが，鬱血傾向を呈したり，部分的に水疱形成を生じたりと，植皮片が一時的に不安定となる時期を経験することがあった．この不安定な時期には，創部を擦過，圧迫などの物理的な刺激から保護し，外用剤，創傷被覆材を用いた愛護的な処置を要する．質感の改善を目的に同時移植を行っても，結果的に治療期間が長くなることがあり，また色素沈着など整容面においても良好な結果が得られない可能性があることから，適応症例は限られてきた．

植皮片が一時的に不安定となる原因として，下層に人工真皮があることで，植皮片への血管新生が通常よりも遅延することが考えられる．この対策として中村[7)]は，人工真皮に小孔を開けてメッシュ状にすることで，移植する分層皮膚にも直接母床から細胞侵入を図り，より確実に生着させる

ことができると述べている．また，植松ら[8)]もドレーン孔(原文では連通孔)を開けた方が上方性の血管が新生し，速やかに植皮片への栄養供給が再開されるため，開けていないものに比べて組織の厚み，創の収縮率に差を認めたと述べている．一方 Soejima ら[10)11)]はドレーン孔などの間隙に形成された肉芽組織が移植片を収縮させる可能性を危惧し，人工真皮にメッシュ加工をせず，培養した血管内皮細胞，線維芽細胞，PDWHF(platelet derived wound healing factor)を付加して血管新生を促し，同時植皮を成功させている．また，高見ら[9)]は，ペルナック® の厚さを 1 mm に加工したものを用いて同時移植を行い，全例生着させているが，厚さが 3 mm と 5 mm のものは植皮の生着が困難であったと述べている．つまり同時移植の結果を安定させるには，(1)ドレーン孔のある人工真皮を使用する，(2)コラーゲンスポンジ層に線維芽細胞の侵入や血管新生を促す物質を添加する[10)11)]，(3)薄い人工真皮を使用する，といった工夫が必要となる．(3)に関してはコラーゲンスポンジ層の薄いインテグラ®(センチュリーメディカル株式会社)を用いた報告が見られ[12)13)]，本邦でも単層タイプ(0.4 mm 厚)の使用が可能である．一方，症例 3 では，ペルナック G プラス® 単層・ドレーン孔タイプ(3 mm 厚)を用いて同時移植を行ったが，不安定な時期を経ることなく，通常のメッシュ植皮と同様の経過を辿った．人工真皮の厚さが 3 mm でも植皮が問題なく生着した理由として，(1),(2)の条件を備えていることに加え，bFGF の徐放作用により(2)の効果が 1 週間程度持続すること，NPWT による相互作用などが考えられる．整容面において更なる改善の余地はあるが，安定した同時移植を行う上で，bFGF を含浸させたペルナック G プラス® 単層・ドレーン孔タイプとメッシュ植皮の組み合わせは，よい選択肢であると思われた．

まとめ

人工真皮と bFGF の併用療法について，当院で経験した症例を供覧し，治療上のポイントと注意

点について述べた．bFGF の徐放性能を持つ人工真皮および単層タイプは，今後も様々な創傷に対して治療効果が期待できるものと思われた．

参考文献

1) 河合勝也ほか：人工真皮（ペルナック®）に対する basic fibroblast growth factor の添加効果．熱傷．**25**(2)：54-62，1999.
   Summary ラットの創傷モデルにペルナック® を貼布し，コラーゲンスポンジ層に bFGF 含浸ゼラチン粒子を添加した徐放群と bFGF 単回投与群，コントロール群で比較検討を行っている．

2) 皐月玲子：人工真皮と塩基性線維芽細胞増殖因子を用いた難治性創傷の治療—実験的創傷モデルにおける検討—．金医大誌．**29**：163-172，2004.
   Summary 家兎耳介の創傷モデルに対してペルナック® を貼布し，bFGF を経日的に投与して投与日数による治癒過程を検討している．

3) 河合勝也，鈴木茂彦：人工真皮（ペルナック®）と basic Fibroblast Growth Factor（bFGF）との併用療法における創傷治癒促進効果についての実験的検討．日形会誌．**27**：277-282，2007.
   Summary モルモットの創傷モデルにペルナック® を貼布し，bFGF の単回，2 回，5 日間連日投与，コントロール群で組織学的検討を行った．

4) 三川信之ほか：人工真皮と bFGF．形成外科．**52**(5)：517-527，2009.
   Summary 皮膚欠損創 20 例に対して，ペルナック® に bFGF を併用した群とコントロール群で比較検討を行った．

5) Takemoto, S., et al.：Preparation of collagen/gelatin sponge scaffold for sustained release of bFGF. Tissue Eng. **14**：1629-1638, 2008.
   Summary 家兎の創傷モデルを用いて，bFGF 徐放の際の至適濃度につき検討している．

6) 森本尚樹，武本 啓：新規人工真皮ペルナック G プラス® の理論と使い方．創傷治癒の現状と人工真皮のブレイクスルー．森本尚樹編．33-51，メディカルレビュー社，2019
   Summary ペルナック G プラス® の開発経緯から治療の実際までわかりやすく解説している．

7) 中村雄幸：人工真皮テルダーミス® の使用上の工夫による治療効果の拡大．形成外科．**39**(8)：779-787，1996.
   Summary シリコーン膜を剥がし，ドレナージ孔を開けたテルダーミス® とシート状分層植皮の同時移植を行った症例報告．

8) 植松 健ほか：自家植皮との同時移植を目的とした人工真皮の改良．熱傷．**24**(4)：213，1998.

9) 高見佳宏ほか：人工真皮と自家植皮の同時移植の試みと問題点．形成外科．**44**(1)：21-26，2001.
   Summary 厚さ 1 mm に加工したペルナック® のコラーゲンスポンジ（ドレーン孔なし）と分層植皮（メッシュ状，シート状）を用いて同時移植を行った症例報告．

10) Soejima, K., et al.：Novel application method of artificial dermis：one-step grafting procedure of artificial dermis and skin, rat experimental study. Burns. **32**(3)：312-318, 2006.
    Summary ラットの創傷モデルにおいて，テルダーミス® に培養した血管内皮細胞，線維芽細胞，PDWHF を添加したもの（ドレージ孔なし）と添加していないコントロール群で分層皮膚と同時移植を行い，比較検討している．

11) 副島一孝ほか：PDWHF，培養細胞を併用した人工真皮と分層植皮の同時移植法によるⅢ度熱傷創の治療経験．熱傷．**33**(3)：150-156，2007.
    Summary 10）の結果を臨床応用した症例報告．

12) Chu, C. S., et al.：Integra as a dermal replacement in a meshed composite skin graft in a rat model：a one-step operative procedure. J Trauma. **52**(1)：122-129, 2002.
    Summary ラットを用いて，メッシュ加工したインテグラ® 単層タイプとメッシュ状分層植皮の同時移植を行い，通常の 2 期的な方法と比較検討している．

13) Demiri, E., et al.：Reconstruction of skin avulsion injuries of the upper extremity with Integra® dermal regeneration template and skin grafts in a single-stage procedure. Arch Orthop Trauma Surg. **133**(11)：1521-1526, 2013.
    Summary 前腕部の皮膚剥脱創 8 例に対して，インテグラ® 単層タイプと大腿から採取したシート状の分層皮膚を同時移植した臨床研究．

14) Zhenmu, L. V., et al.：Dermal regeneration template and vacuum sealing drainage for treatment of traumatic degloving injuries of upper extremity in a single-stage procedure. ANZ J Surg. **89**：950-954, 2019.
    Summary 前腕部の剥脱創 15 例に対して，ペルナック® 単層タイプと剥脱された皮膚を defat しドレナージ孔を開けたものを同時移植した臨床研究．

PEPARS No.163：78-85, 2020

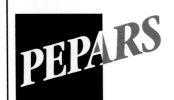

◆特集／人工真皮・培養表皮　どう使う，どう生かす

人工真皮の今後の展開

副島　一孝*

Key Words：人工真皮（artificial dermis），真皮様組織（dermis like tissue），植皮（skin graft），2次植皮（secondary skin graft），basic fibroblast growth factor；bFGF

Abstract　　人工真皮を用いた皮膚再建における克服すべき課題として，①2次植皮までの待機期間の短縮と，②真皮様組織上への培養表皮生着率の向上を挙げた．前者①に対しては様々な併用療法が報告されてきたが，近年，コラーゲンスポンジ層を薄くした人工真皮が臨床に供され，それによる同時植皮が可能となった．また，コラーゲンスポンジ層にゼラチンマイクロビーズを含有させることで，bFGFの徐放機能を有し，真皮様組織構築促進効果を有する人工真皮が臨床使用可能となった．それを用いることで，従来品と同じコラーゲンスポンジ層の厚さを保ったままで2次植皮までの待機期間の短縮が可能となった．後者②については，現状では進展がないが，我々はその解決を模索してDFATの併用効果について基礎研究を行っているので紹介した．

　人工真皮は当初の課題を着実に克服しつつあり，今後はiPS細胞や間葉系幹細胞などの再生医療技術を導入した新たな展開が期待される．

はじめに

　人工真皮は1980年にYannasら[1)]により報告されたartificial skin I から発展し，ウシまたはブタ皮膚より抽出されたコラーゲンをスポンジ状に加工したdermal replacement layer とその表面をシリコーン膜で被覆した2層性人工真皮が広く臨床で使用されている．Dermal replacement layer は移植床より宿主の細胞，新生血管が侵入して真皮様組織が構築されるためのscaffold として機能し，表面のシリコーン膜は細菌感染からの保護，水分喪失の防止のためのバリヤーとして機能する[2)]．

海外では多くの人工真皮が開発され製品として発売されているが，本邦で臨床使用可能な2層性人工真皮はインテグラ®（米国Integra Life Science 社製），テルダーミス®（テルモ社製），ペルナック®（グンゼ社製）の3種である．テルダーミス®とペルナック®は本邦で開発された人工真皮であり[3)4)]，インテグラ®と異なりコラーゲンスポンジを真空凍結乾燥させているので保存および使用が簡便である．テルダーミス®は1992年に，ペルナック®は1993年に①深達性熱傷創，②外傷性皮膚欠損創，③腫瘍，母斑切除後の皮膚欠損創，④皮弁採取部，⑤口蓋裂手術創などの粘膜欠損（テルダーミス®）に対して保険適用となった．インテグラ®は1996年に米国でFDAの認可を得て販売され，我が国では2008年に熱傷創に限定して保険適用となり，2012年にペルナック®と同様の

* Kazutaka SOEJIMA, 〒173-8610　東京都板橋区大谷口上町 30-1　日本大学医学部形成外科学系形成外科学分野，教授

疾患に対して保険適用が拡大された．その他にオアシス®細胞外マトリックス（Cook Biotech Inc. 社製）が我が国でも 2015 年に真皮欠損用グラフトとして保険適用となったが，脱細胞したブタ小腸粘膜下組織（SIS）を dermal replacement layer とするものであり，Alloderm®（LifeCell Corp. 社製）と同様の脱細胞生体組織であり[5]，本稿ではコラーゲンスポンジを dermal replacement layer とする 2 層性人工真皮を「人工真皮」の対象とし，それらの現状と克服すべき課題，併用療法や人工真皮改良の取り組み，今後の展開について述べる．

人工真皮による皮膚再建の利点と 克服すべき課題

上述したように，我が国で人工真皮の臨床使用が始まって既に 28 年が経過しているが，人工真皮を用いて皮膚再建を行う最大の利点は，人工真皮により真皮様組織を構築すれば，薄い分層皮膚で質感の高い皮膚を再建可能となる点である．本来，Yannas ら[1]の artificial skin I は広範囲熱傷患者の皮膚再建目的に開発されたものであり，健常皮膚の制限が大きい広範囲熱傷症例の関節部や整容性が重視される露出部の皮膚再建に有用である．しかしながら，人工真皮は移植後に真皮様組織が構築され 2 次植皮が可能となるまで 2〜3 週間の待機を要するので，その間，感染させずに管理することが困難な場合があり，この待機期間の短縮が最大の克服すべき課題である．

また，広範囲熱傷の治療においては，自家培養表皮（JACE®（J-TEC 社製））のための移植床構築にも使用される．特に，凍結保存同種皮膚の供給に限界がある我が国においては，真皮構築のための重要なオプションである．しかしながら，人工真皮で構築した真皮様組織上には自家培養表皮の生着率は芳しくなく[6]，マイクロスキンや高倍率メッシュスキンによる正常皮膚成分の追加が必須であるのが現状である．JACE® は巨大母斑にも保険適用が拡大されたが，単独で満足できる JACE® 生着率が得られる真皮構築法が確立していない現状では，真皮成分を残して母斑切除を行っており，母斑再発の問題点も議論されている[7]．真皮様組織上への自家培養表皮の生着率向上も克服すべき重要な課題と考えている．

人工真皮の新展開

人工真皮移植後の待機期間短縮のためには，dermal replacement layer 自体の改良あるいは dermal replacement layer への宿主からの細胞・新生血管侵入の促進による真皮様組織構築に要する期間短縮が考えられる．

前者としては，dermal replacement layer の厚さを従来品よりも薄くしたコラーゲン単層タイプのインテグラ® thin（Integra Life Science 社製）が我が国でも臨床使用可能となった．コラーゲンスポンジ層が約 1 mm と薄いため，真皮様組織が速やかに構築され，人工真皮と分層皮膚を同時に移植しても生着が得られる[8][9]．我々も，動物実験により同時移植が可能であることを確認後[10]，臨床でも同時移植例を経験した．

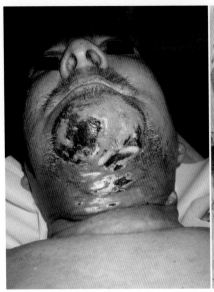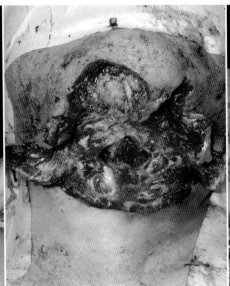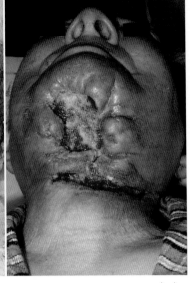

図 1. 症例 1　　　　　　　　　　　　　　　a｜b｜c

　a：頸部皮下膿瘍
　b：壊死組織のデブリードマン施行後
　c：NPWT 施行後

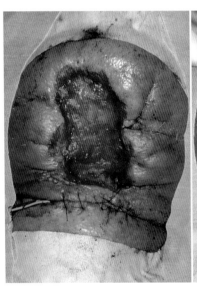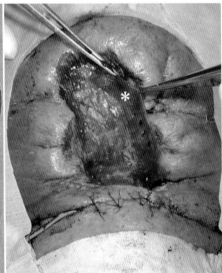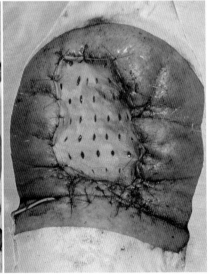

図 2. 症例 1　　　　　　　　　　　　　　　a｜b｜c

　a：移植床の準備後
　b：ドレナージ孔を作成したインテグラ® thin（＊）移植後
　c：分層皮膚移植後

　症例 1：68 歳，男性．頸部皮膚欠損

　原因不明の頸部皮下膿瘍（図 1-a）の壊死組織の
デブリードマンを行い（図 1-b），NPWT（Negative
Pressure Wound Therapy）で移植床を準備した
後に（図 1-c），移植床を整え（図 2-a），インテグ
ラ® thin（Integra Life Science 社製）にドレナージ
孔を開けて移植し（図 2-b），上腕内側より採取し
た 10/1,000 inch 厚の分層皮膚を同時移植した（図
2-c）．その際に移植床には bFGF 製剤（フィブラ
スト® スプレー（科研製薬製））を噴霧した．術後 1

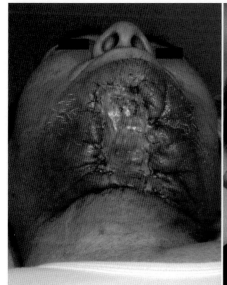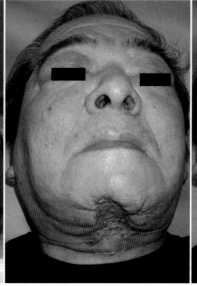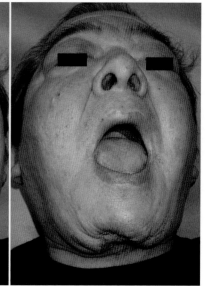

a｜b｜c

図 3. 症例 1
a：術後 1 週間
b：術後 6 か月
c：開口した状態

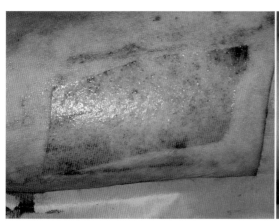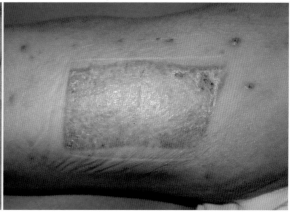

a｜b

図 4. 症例 1：採皮創
a：採皮直後
b：術後 2 週間

週間目に開創した時点で植皮生着が確認された（図 3-a）．術後 6 か月が経過した時点で，極薄分層皮膚としては植皮片の収縮は最小限であり（図 3-b），開口時の制限などを認めていない（図 3-c）．皮膚採取部の犠牲も最小限であった（図 4）．本例

は，創閉鎖を最優先してまず人工真皮と分層皮膚で皮膚再建を行ったが，今後皮弁により整容的に修正する予定である．

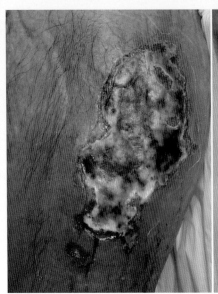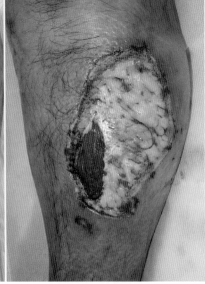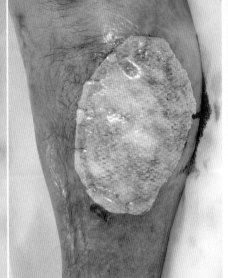

図 5. 症例 2

a｜b｜c

a：初診時
b：壊死組織のデブリードマン後
c：ペルナック G プラス® 移植後

後者としては，bFGF 製剤[11)12)]，NPWT[13)]，培養細胞[14)]あるいは間葉系幹細胞[15)〜17)]などとの併用療法による真皮様組織の構築促進療法は本特集でも取り上げられている通り多くの報告が見られる．それらの報告とは一線を画して，ペルナック®の dermal replacement layer 内にアルカリ処理したゼラチンマイクロビーズを含有させ，bFGF 製剤を併用した場合に，長期間 bFGF を徐放する機能を付加したペルナック G プラス®（グンゼ社製）[18)19)]が市販され臨床使用可能となった．7〜14 $\mu g/cm^2$ の bFGF 製剤を併用すると最大の効果が得られるとしている[19)]．我々も，従来のペルナック®と比較して，2 次植皮までの待機期間を 1/2 程度に短縮し得た症例を経験した．

症例 2：83 歳，女性．左下腿低温熱傷

電気あんかにより左下腿に低温熱傷を受傷したが放置していた．受傷後 10 日目に初診した時点（図 5-a）で創部感染併発を認めたので，局所麻酔下に壊死組織のデブリードマンを行ったところ，一部筋層に至る全層皮膚欠損創となった（図 5-b）．直ちにペルナック G プラス® ドレーン孔タイプ M サイズ（8.2×9.0 cm＝73.8 cm²）（グンゼ社製）に bFGF 製剤（フィブラスト® スプレー，科研

製薬社製）を 500 μg（6.8 $\mu g/cm^2$）含浸させて創面に貼付した（図5-c）．7 日目に良好な真皮様組織構築が確認できたので（図 6-a），シリコーンシートを除去し（図 6-b），鼠径部より採取した全層皮膚をパジェットダーマトームを用いて 12/1,000 inch 厚程度に分層化し，網状植皮した（図 6-c）．

1 週間目に開創した時点（図 7-a）で植皮の良好な生着を確認し，2 週間目には上皮化が完了した（図 7-b）．移植後 3 か月が経過した時点で植皮片の収縮は殆ど見られなかった（図 7-c）．

このようにペルナック G プラス® は従来品と同じコラーゲンスポンジ層の厚さを保持しているので，人工真皮本来の機能を担保しつつ 2 次植皮までの待機期間の短縮を可能としている．

自家培養表皮の生着率改善を企図した人工真皮の進展は現状では見られない．

我々が行っている基礎研究

脱分化脂肪細胞（DFAT；dedifferentiated fat cells）は少量の成熟脂肪組織を天井培養することで効率的に得られ，脂肪由来幹細胞（ASCs）と同等の多分化能を有することを報告してきた[20)]．我々は，DFAT を人工真皮に併用し，その効果に

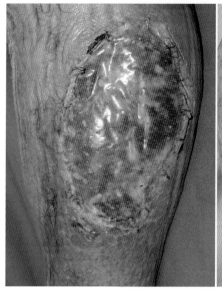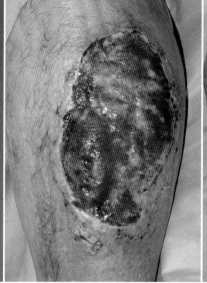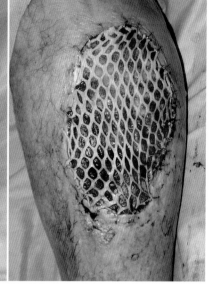

a│b│c

図 6. 症例 2
a：術後 1 週間
b：シリコーンシートを除去した状態
c：分層皮膚移植後

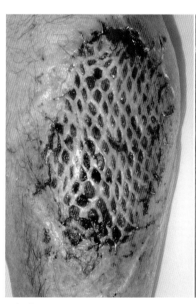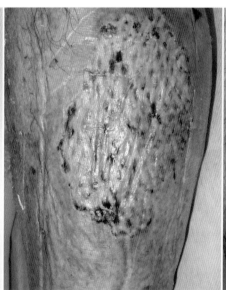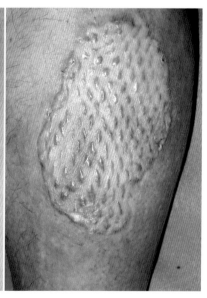

a│b│c

図 7. 症例 2
a：術後 1 週間
b：術後 2 週間
c：術後 3 か月

ついて検討している[17)21)]．その中で，人工真皮に
よる培養表皮のための移植床形成に関しては，表
皮-真皮接着層の基底膜と脂肪細胞表面に存在す
る基底膜が共通の成分が多いことに着目し，真皮
再建時に DFAT の添加を試みた．その結果，自家

培養表皮移植後の基底膜構築が促進されることを
明らかにした．特に移植後 2 週間の時点で表皮-真
皮接着層の透過電子顕微鏡像で anchorling fibril
の構築を確認することができた[21)]．未だ，動物実
験の段階であるが，人工真皮による自家培養表皮

のための移植床構築法の有用なオプションとして
展開を計画している.

人工真皮の今後の展開

今後の再生医療技術の進歩，クローン技術の進
展により，完全な人工皮膚（クローン皮膚）もそれ
ほど遠くない未来に実現するのではないかと想像
される．その前段階の，分層皮膚と人工真皮によ
る皮膚再建における2次植皮までの待機期間の短
縮あるいは究極的には同時移植という最大の課題
は，様々な併用療法，組織工学的手法を駆使した
試行錯誤および人工真皮自体の改良により，着実
に克服されつつある．また，培養表皮と人工真皮
による皮膚再建法が確立すれば，健常皮膚の犠牲
を払わずに皮膚再建を完成することができ，広範
囲熱傷のみならず，巨大母斑の治療にも貢献する
と考えている．これに関する人工真皮の改良は未
だ見られないが，今後我々は基礎研究成果をもと
に展開したいと考えている．

既に iPS 細胞の導入により神経終末を有する人
工皮膚のコンセプトの報告が見られる[22]が，本稿
執筆時点で人工真皮に iPS 細胞を導入したとする
報告は渉猟した限り見られない．今後は，iPS 細
胞，間葉系幹細胞などの再生医療技術を人工真皮
に導入し，表皮や皮膚附属器の再生を目指す新し
い展開にも期待したい.

参考文献

1）Yannas, I. V., Burke, J. F. : Design of an artificial skin. I. Basic design principles. J Biomed Mater Res. **14**(1) : 65-81, 1980.
　Summary　人工真皮の概念を初めて報告した文献.

2）Yannas, I. V., et al. : Regeneration of injured skin and peripheral nerves requires control of wound contraction, not scar formation. Wound Repair Regen. **25**(2) : 177-191, 2017.
　Summary　インテグラ®による皮膚再建の総説.

3）鈴木茂彦ほか : GAG 添加コラーゲンとシリコーンの2層構造をもつ新しい人工皮膚の作製と使用経験. 日形会誌. **6**(3) : 221-231, 1986.
　Summary　ペルナック®開発に関する文献.

4）小西　淳ほか : 自己組織を再構築させる新タイプのコラーゲン材料. 人工臓器. **18**(1) : 155-158, 1989.
　Summary　テルダーミス®開発に関する文献.

5）岸田晶夫 : 脱細胞化生体組織の現状と将来展望. Organ Biology. **25**(1) : 27-34, 2018.
　Summary　脱細胞化生体組織に関する総説.

6）Matsumura, H., et al. : First experience using cultured epidermal autografts in Taiwan for burn victims of the Formosa Fun Coast Water Park explosion, as part of Japanese medical assistance. Burns. **42**(3) : 697-703, 2016.
　Summary　我が国における JACE® の臨床使用に関する文献.

7）Morimoto, N., et al. : A case report of the first application of culture epithelial autograft (JACE®) for giant congenital melanocytic nevus after its approval in Japan. J Artif Organs. **21**(2) : 261-264, 2018.
　Summary　巨大色素性母斑に JACE® を臨床使用した報告.

8）Koenen, W., et al. : One-stage reconstruction of deep facial defects with a single layer dermal regeneration template. J Eur Acad Dermatol Venereol. **25**(7) : 788-793, 2011.
　Summary　インテグラ® を用いた分層皮膚との同時移植に関する報告.

9）Kosutic, D., et al. : Single-layer Integra for one-stage reconstruction of scalp defects with exposed bone following full-thickness burn injury : a novel technique. Burns. **38**(1) : 143-145, 2012.
　Summary　インテグラ® を用いた分層皮膚との同時移植に関する報告.

10）副島一孝ほか :【人工真皮の現況と展望】人工真皮内の血管構築について. 形成外科. **58**(12) : 1314-1323, 2015.
　Summary　インテグラ® を用いた分層皮膚との同時移植に関する報告.

11）Akasaka, Y., et al. : Basic fibroblast growth factor in an artificial dermis promotes apoptosis and inhibits expression of alpha-smooth muscle actin, leading to reduction of wound contraction. Wound Repair Regen. **15**(3) : 378-389, 2007.

Summary　人工真皮と bFGF の併用効果を検討した文献.

12) Akita, S., et al. : A basic fibroblast growth factor improves lower extremity wound healing with a porcine-derived skin substitute. J Trauma. **64** (3) : 809-815, 2008.
Summary　人工真皮と bFGF の併用効果を検討した文献.

13) Morimoto, N., et al. : Combined use of fenestrated-type artificial dermis and topical negative pressure wound therapy for the venous leg ulcer of a rheumatoid arthritis patient. Int Wound J. **13**(1) : 137-140, 2016.
Summary　人工真皮と NPWT の併用効果を検討した文献.

14) Soejima, K., et al. : Effect of cultured endothelial cells on angiogenesis in vivo. Plast Reconstr Surg. **101**(6) : 1552-1560, 1998.
Summary　人工真皮と培養血管内皮細胞の併用効果を検討した文献.

15) Meruane, M. A., et al. : The use of adipose tissue-derived stem cells within a dermal substitute improves skin regeneration by increasing neo-angiogenesis and collagen synthesis. Plast Reconstr Surg. **130**(1) : 53-63, 2012.
Summary　人工真皮と ASCs の併用効果を検討した文献.

16) Shen, T., et al. : Accelerated healing of diabetic wound using artificial dermis constructed with adipose stem cells and poly(L-glutamic acid)/chitosan scaffold. Chin Med J(Engl). **126**(8) : 1498-1503, 2013.
Summary　人工真皮と ASCs の併用効果を検討した文献.

17) Soejima, K., et al. : Effects of mature adipocyte-derived dedifferentiated fat(DFAT)cells on generation and vascularisation of dermis-like tissue after artificial dermis grafting. J Plast Surg Hand Surg. **49**(1) : 25-31, 2014.
Summary　人工真皮と DFAT の併用効果を検討した文献.

18) Kawai, K., et al. : Accelerated tissue regeneration through incorporation of basic fibroblast growth factor-impregnated gelatin microspheres into artificial dermis. Biomaterials. **21**(5) : 489-499, 2000.
Summary　コラーゲンスポンジ内にゼラチンマイクロビーズを含有させた人工真皮のコンセプトを報告した文献.

19) Morimoto, N., et al. : Novel collagen/gelatin scaffold with sustained release of basic fibroblast growth factor : clinical trial for chronic skin ulcers. Tissue Eng Part A. **19**(17-18) : 1931-1940, 2013. doi : 10.1089/ten.tea.2012.0634. Epub 2013 Apr 27.
Summary　ペルナック G プラス® の開発に関する文献.

20) Matsumoto, T., et al. : Mature adipocyte-derived dedifferentiated fat cells exhibit multilineage potential. J Cell Physiol. **215**(1) : 210-222, 2008.
Summary　DFAT の多分化能を報告した文献.

21) Soejima, K., et al. : Effect of Mature Adipocyte-Derived Dedifferentiated Fat Cells on Formation of Basement Membrane after Cultured Epithelial Autograft on Artificial Dermis. Plast Reconstr Surg. **143**(5) : 983e-992e, 2019.
Summary　人工真皮と DFAT の併用効果を検討した文献.

22) Muller, Q., et al. : Development of an innervated tissue-engineered skin with human sensory neurons and Schwann cells differentiated from iPS cells. Acta Biomater. **82** : 93-101, 2018. (doi) : 10.1016/j.actbio.2018.10.011. Epub 2018 Oct 11.
Summary　iPS 細胞を導入した人工皮膚のコンセプトを報告した文献.

FAXによる注文・住所変更届け

　毎度ご購読いただきましてありがとうございます.

　読者の皆様方に小社の本をより確実にお届けさせていただくために，FAXでのご注文・住所変更届けを受けつけております．この機会に是非ご利用ください.

◇ご利用方法

　FAX専用注文書・住所変更届けは，そのまま切り離してFAX用紙としてご利用ください．また，注文の場合手続き終了後，ご購入商品と郵便振替用紙を同封してお送りいたします．**代金が5,000円をこえる場合，代金引換便とさせて頂きます**．その他，申し込み・変更届けの方法は電話，郵便はがきも同様です.

◇代金引換について

　本の代金が5,000円をこえる場合，代金引換とさせて頂きます．配達員が商品をお届けした際に，現金またはクレジットカード・デビットカードにて代金を配達員にお支払い下さい(本の代金＋消費税＋送料).　(※年間定期購読と同時に5,000円をこえるご注文を頂いた場合は代金引換とはなりません．郵便振替用紙を同封して発送いたします．代金後払いという形になります．送料は定期購読を含むご注文の場合は頂きません)

◇年間定期購読のお申し込みについて

　年間定期購読は，1年分を前金で頂いておりますため，代金引換とはなりません．郵便振替用紙を本と同封または別送いたします．送料無料，また何月号からでもお申込み頂けます.

　毎年末，次年度定期購読のご案内をお送りいたしますので，定期購読更新のお手間が非常に少なく済みます.

◇住所変更届けについて

　年間購読をお申し込みされております方は，その期間中お届け先が変更します際，必ずご連絡下さいますようよろしくお願い致します.

◇取消，変更について

　取消，変更につきましては，お早めにFAX，お電話でお知らせ下さい.

　返品は，原則として受けつけておりませんが，返品の場合の郵送料はお客様負担とさせていただきます．その際は必ず小社へご連絡ください.

◇ご送本について

　ご送本につきましては，ご注文がありましてから約1週間前後とみていただきたいと思います．お急ぎの方は，ご注文の際にその旨をご記入ください．至急送らせていただきます．2～3日でお手元に届くように手配いたします.

◇個人情報の利用目的

　お客様から収集させていただいた個人情報，ご注文情報は本サービスを提供する目的(本の発送，ご注文内容の確認，問い合わせに対しての回答等)以外には利用することはございません.

　その他，ご不明な点は小社までご連絡ください.

株式会社　全日本病院出版会
〒113-0033 東京都文京区本郷 3-16-4-7F
電話 03(5689)5989　FAX03(5689)8030　郵便振替口座 00160-9-58753

FAX 専用注文書

形成・皮膚 2007

年　　月　　日

○印	PEPARS	定価(消費税込み)	冊数
	2020 年 1 月～12 月定期購読（送料弊社負担）	42,020 円	
	PEPARS No. 159 外科系医師必読！形成外科基本手技 30 増大号 新刊	5,720 円	
	PEPARS No. 147 美容医療の安全管理とトラブルシューティング 増大号	5,720 円	
	バックナンバー（号数と冊数をご記入ください） No.		

○印	Monthly Book Derma.	定価(消費税込み)	冊数
	2020 年 1 月～12 月定期購読（送料弊社負担）	42,130 円	
	MB Derma. No. 294 "顔の赤み" 鑑別・治療アトラス 増刊号 新刊	6,380 円	
	MB Derma. No. 288 実践！皮膚外科小手術・皮弁術アトラス 増大号	5,280 円	
	バックナンバー（号数と冊数をご記入ください） No.		

○印	瘢痕・ケロイド治療ジャーナル
	バックナンバー（号数と冊数をご記入ください） No.

○印	書籍	定価(消費税込み)	冊数
	運動器臨床解剖学―チーム秋田の「メゾ解剖学」基本講座― 新刊	5,940 円	
	超実践！がん患者に必要な口腔ケア―適切な口腔管理で QOL を上げる― 新刊	4,290 円	
	美容外科手術―合併症と対策― 新刊	22,000 円	
	足関節ねんざ症候群―足くびのねんざを正しく理解する書― 新刊	6,050 円	
	グラフィック リンパ浮腫診断―医療・看護の現場で役立つケーススタディ―	7,480 円	
	整形外科雑誌 Monthly Book Orthopaedics 創刊 30 周年記念書籍 骨折治療基本手技アトラス	16,500 円	
	足育学　外来でみるフットケア・フットヘルスウェア	7,700 円	
	ケロイド・肥厚性瘢痕 診断・治療指針 2018	4,180 円	
	実践アトラス 美容外科注入治療　改訂第 2 版	9,900 円	
	ここからスタート！眼形成手術の基本手技	8,250 円	
	Non-Surgical 美容医療超実践講座	15,400 円	
	カラーアトラス 爪の診療実践ガイド	7,920 円	
	皮膚科雑誌 Monthly Book Derma. 創刊 20 年記念書籍 そこが知りたい 達人が伝授する日常皮膚診療の極意と裏ワザ	13,200 円	
	創傷治癒コンセンサスドキュメント―手術手技から周術期管理まで―	4,400 円	

○	書 名	定価	冊数	○	書 名	定価	冊数
	図説 実践手の外科治療	8,800 円			超アトラス眼瞼手術	10,780 円	
	使える皮弁術　上巻	13,200 円			イチからはじめる 美容医療機器の理論と実践	6,600 円	
	使える皮弁術　下巻	13,200 円			アトラスきずのきれいな治し方 改訂第二版	5,500 円	

お名前　フリガナ

㊞

診療科

ご送付先　〒　　－

□自宅　　□お勤め先

電話番号　　　　　　　　　　　　　　　　　　　　□自宅
□お勤め先

バックナンバー・書籍合計
5,000 円以上のご注文
は代金引換発送になります

―お問い合わせ先―
㈱全日本病院出版会営業部
電話 03（5689）5989

FAX 03（5689）8030

年　　月　　日

住 所 変 更 届 け

お 名 前	フリガナ	
お客様番号		毎回お送りしています封筒のお名前の右上に印字されております8ケタの番号をご記入下さい。
新お届け先	〒　　　　　都 道 　　　　　　府 県	
新電話番号	（　　　　　　）	
変更日付	年　　月　　日より	月号より
旧お届け先	〒	

※ 年間購読を注文されております雑誌・書籍名に✓を付けて下さい。

☐ Monthly Book Orthopaedics（月刊誌）
☐ Monthly Book Derma.（月刊誌）
☐ 整形外科最小侵襲手術ジャーナル（季刊誌）
☐ Monthly Book Medical Rehabilitation（月刊誌）
☐ Monthly Book ENTONI（月刊誌）
☐ PEPARS（月刊誌）
☐ Monthly Book OCULISTA（月刊誌）

FAX 03-5689-8030

全日本病院出版会行

PEPARS

バックナンバー一覧

各号定価 3,000 円＋税. ただし, 増大号のため, No. 123,
135, 147, 159 は定価 5,200 円＋税.
在庫僅少品もございます. 品切の場合はご容赦ください.
(2020 年 6 月現在)
本頁に掲載されていないバックナンバーにつきましては,
弊社ホームページ(www.zenniti.com)をご覧下さい.

2020 年 年間購読 受付中!
年間購読料 42,020 円(消費税込) (送料弊社負担)
(通常号 11 冊＋増大号 1 冊:合計 12 冊)

click

全日本病院出版会 　　　　　検 索

No.163　編集企画：
森本尚樹　京都大学教授

PEPARS　No.163
2020 年 7 月 15 日発行（毎月 1 回 15 日発行）
定価は表紙に表示してあります．
Printed in Japan

© ZEN・NIHONBYOIN・SHUPPANKAI, 2020

発行者　末定広光
発行所　株式会社　全日本病院出版会
〒 113-0033 東京都文京区本郷 3 丁目 16 番 4 号
電話（03）5689-5989　Fax（03）5689-8030
郵便振替口座 00160-9-58753

印刷・製本　三報社印刷株式会社　電話（03）3637-0005
広告取扱店　㈱日本医学広告社　電話（03）5226-2791